U0188896

细胞叛变记

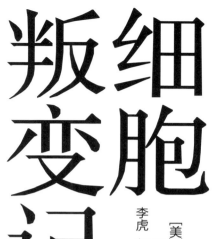

[美] 乔治·约翰逊◎著
（George Johnson）

李虎
郭丽蓉
钟星杰◎译

THE CANCER CHRONICLES
Unlocking
Medicine's Deepest Mystery

中国科学技术出版社
·北 京·

The Cancer Chronicles: Unlocking Medicine's Deepest Mystery

Copyright © 2013 by George Johnson

Simplified Chinese edition copyright © 2023 by China Science and Technology Press Co., Ltd.

This edition published by arrangement with Alfred A. Knopf, an imprint of The Knopf Doubleday Publishing Group, a division of Penguin Random House LLC.

All rights reserved including the right of reproduction in whole or in part in any form.

北京市版权局著作权合同登记 图字：01-2022-4954。

图书在版编目（CIP）数据

细胞叛变记 / （美）乔治·约翰逊著；李虎，郭丽蓉，钟星杰译 . — 北京：中国科学技术出版社，2023.5

书名原文：The Cancer Chronicles: Unlocking Medicine's Deepest Mystery

ISBN 978-7-5046-9900-8

Ⅰ . ①细… Ⅱ . ①乔… ②李… ③郭… ④钟… Ⅲ . ①癌—防治 Ⅳ . ① R73

中国国家版本馆 CIP 数据核字（2023）第 031765 号

策划编辑	方 理	责任编辑	刘 畅
封面设计	仙境设计	版式设计	蚂蚁设计
责任校对	张晓莉	责任印制	李晓霖

出 版	中国科学技术出版社	
发 行	中国科学技术出版社有限公司发行部	
地 址	北京市海淀区中关村南大街 16 号	
邮 编	100081	
发行电话	010-62173865	
传 真	010-62173081	
网 址	http://www.cspbooks.com.cn	

开 本	880mm×1230mm 1/32	
字 数	169 千字	
印 张	9.125	
版 次	2023 年 5 月第 1 版	
印 次	2023 年 5 月第 1 次印刷	
印 刷	北京盛通印刷股份有限公司	
书 号	ISBN 978-7-5046-9900-8/R·2981	
定 价	69.00 元	

献给我的女儿
珍妮弗、乔安娜、杰西卡和艾美，
以及我的妻子玛丽·安

我们绝不应感到手无寸铁：

大自然浩瀚而复杂，但它并非心智所不可渗透；

我们必须围着它转，刺穿它、探测它，找到口子，或者开个口子。

——普里莫·列维（Primo Levi），

《周期表》（*The Periodic Table*）

致　谢

　　几年前，因为后文将要讲述的原因，我被驱动着尽可能地去学习我所能理解的、有关癌症的科学知识。作为局外人，一个长年笔耕的科普作家，我更适合研究宇宙学和物理学最前沿的成果；我如何深入癌症这潮湿、无定形、不断变化的作战地带呢？我想象穹苍在我面前展开了一座无边的热带雨林，一本书绝不能反映其深广与复杂，这甚至不是个人的智慧所能掌握的。我曾在森林边缘找到一个入口，进入这座森林，追随着我的好奇心，披荆斩棘寻找道路，直到数年之后，我更好地了解了既往所知与未知的癌症的方方面面，从森林另一侧边缘，走出森林。在这座森林里，我注定会经历一些难忘而惊奇之事。

　　本书在写作过程中，得到了许多人的帮助。首先我要感谢那些科学家，他们倾注了大量时间，接受我的采访，回复电子邮件，审核了我部分或全部的手稿，他们是：大卫·阿古斯（David Agus），阿瑟·奥夫德海德（Arthur Aufderheide），罗伯特·奥斯汀（Robert Austin），约翰·巴荣（John Baron），何塞·巴塞尔加（José Baselga），罗恩·布莱基（Ron Blakey），蒂莫西·布罗米奇（Timothy Bromage），丹·舒尔（Dan Chure），汤姆·柯伦（Tom Curran），保罗·戴维斯（Paul Davies），阿曼达·尼克斯·法德尔（Amanda Nickles Fader），威廉·菲尔德（William Field），安迪·福特瑞尔（Andy Futreal），丽贝卡·戈尔丁（Rebecca Goldin），安妮·格劳尔（Anne Grauer），梅尔·格里夫斯（Mel Greaves），西摩·格鲁夫曼（Seymour Grufferman），布莱恩·亨德森（Brian Henderson），理查德·希尔（Richard Hill），丹尼尔·希利斯（Daniel Hillis），伊丽莎白·雅各布斯（Elizabeth Jacobs），斯科特·科恩（Scott Kern），罗伯特·克鲁金斯基（Robert Kruszinsky），米切尔·拉扎尔（Mitchell Lazar），杰·鲁宾（Jay Lubin），大卫·莱登（David Lyden），弗兰齐斯卡·米克尔（Franziska Michor），杰里米·尼科尔森（Jeremy Nicholson），埃利奥·里博利（Elio Riboli），肯尼斯·罗斯曼（Kenneth Rothman），布鲁斯·罗斯柴尔德（Bruce Rothschild），克里斯·斯特林格（Chris Stringer），伯特·沃格尔斯坦（Bert Vogelstein），罗伯特·温伯格（Robert Weinberg），蒂姆·怀特（Tim White）和迈克尔·齐默尔曼（Michael Zimmerman）。此外，我研读了超过500种关于癌症的学术论文和图书，并且参加了几十场讲座。大多数文献资源没有写入正文。乔治·德米特里（George Demetri）和玛格里特·福蒂（Margaret Foti）允许我旁听了由美国癌症研究协会在波士顿组织的私人工作坊。感谢美国癌症研究协会的工作

人员，包括马克·门登霍尔（Mark Mendenhall）和杰里米·摩尔（Jeremy Moore）。邀请我参加了他们在佛罗里达州组织的引人入胜的年度会议。我也感谢梯形石座谈会（the Keystone Symposia）和发育生物学学会（the Society for Developmental Biology）接纳我参加他们的一些活动。

我涉足这个领域不久，大卫·科克伦（David Corcoran）踊跃地委托《纽约时报》出版了我的两部早期报告。我要感谢他和其他同事为我的书稿提供了反馈和建议，包括：克里斯蒂·阿施万登（Christie Aschwanden），希瑞·卡朋特（Siri Carpenter），珍妮·杜什克（Jennie Dusheck），珍妮·埃德曼（Jeanne Erdmann），丹·费金（Dan Fagin），路易莎·吉尔德（Louisa Gilder），艾米·哈蒙（Amy Harmon），埃里卡·切克·海登（Erika Check Hayden），肯德尔·鲍威尔（Kendall Powell），朱莉·雷米耶（Julie Rehmeyer），拉拉·桑托罗（Lara Santoro），加里·陶布斯（Gary Taubes）和玛格丽特·沃特海姆（Margaret Wertheim）。

感谢几位"圣达菲科学写作工作坊"的近期学友，阅读了书稿的早期版本，提供了良好的判断力和专业知识，他们是：艾谱莉·构查（April Gocha），克里斯蒂娜·鲁索（Cristina Russo），娜塔莉·韦伯（Natalie Webb），香农·维曼（Shannon Weiman）和赛来瑞诺·阿巴德－萨帕特罗（Celerino Abad–Zapatero）。邦妮·李·拉玛德琳（Bonnie Lee la Madeleine）和马拉·瓦茨（Mara Vatz）协助我进行了图书馆文献研究和大量的事实核查。这份手稿经历了不断的修改，而现存的任何错误都由我自己负责。这是我和科诺夫出版社（Knopf）的编辑乔恩·西格尔（Jon Segal）合作出版的第七本书，也是与乔纳森海角出版社（Jonathan Cape）和伦敦的博德利·黑德出版社（Bodley Head）的威尔·苏尔金（Will Sulkin）合作出版的第四本书。感谢他们和他们的同事们，包括：维多利亚·皮尔森（Victoria Pearson），乔伊·麦加维（Joey McGarvey），梅根·豪泽（Meghan Houser），出色的文字编辑艾美·赖安（Amy Ryan），以及几乎从一开始就担任我的经纪人的艾丝特·纽伯格（Esther Newberg）。

特别感谢科马克·麦卡锡（Cormac McCarthy）阅读了这本书的早期版本。同时，我要感谢杰西卡·里德（Jessica Reed），他的文学感受力和鼓励对我是一种鼓舞。我的朋友丽莎·冲（Lisa Chong）不止一次地逐字逐句阅读了本书，帮我敲定了点睛之笔。

最后，我深深地感谢南希·马雷（Nancy Maret）和我的弟弟乔·约翰逊（Joe Johnson）允许我讲述他们的故事。

我此刻怀疑，在我身边持续鸣响的音乐，是否真的曾极大地促进我产生"癌症有其存在的权利"这种认知。现在，听起来可能有些精神分裂，但我常常感到：就如我的肝或肺一样，肿瘤也是我身体的一部分，它也需要自己的空间和食物。我只是希望，它不会要走我的一切。

——雷诺兹·普赖斯（Reynolds Price），

《完全的新生活》（*A Whole New Life*）

肺结核被称为"痨病"，因为它是消耗性疾病。它溶解肺或骨。但是癌症则是"生产"性疾病。它是机体过度生产而造成的怪物。

——约翰·冈瑟（John Gunther），

《死神不要骄傲》（*Death Be Not Proud*）

目 录

侏罗纪的癌症

CHAPTER 1

当我驾车穿越史前恐龙钻石公路（Dinosaur Diamond Prehistoric Highway）[1]一个干燥、寂寥的路段时，我试图遥想：科罗拉多州西部遍布鼠尾草的台地与裸岩峡谷在 1.5 亿年前的侏罗纪晚期是何等模样？那时，北美正在和欧亚分开。此前，北美与欧亚同处一块原始超级大陆，名为劳亚古陆（Laurasia）；这个巨大的陆地板块远比今天平坦，它每年向北漂移几厘米，像船一样穿行于后来地理学家称作"北回归线"的海域。丹佛（Denver）现在海拔约为 1.6 千米，而那时接近海平面；其位置也与今天相距甚远，南至如今的巴哈马群岛。那时气候比较干燥，但部分土地具有连接浅水湖泊和沼泽的溪网，因而植被丰富。那时没有花草（花草都还没进化出来），有的只是怪异的混交针叶林，还混杂着银杏、桫椤、苏铁、木贼；巨型白蚁巢高达 9 米多；在这个宛如苏斯博士[2]创

---

[1]　史前恐龙钻石公路为美国国家风景道路（National Scenic Byway）之一，是受美国运输部认可的、在考古、文化、历史、自然、消遣、风景六方面至少一方面出类拔萃的道路。——译者注

[2]　苏斯博士（Dr. Seuss）是 20 世纪最卓越的儿童文学家、教育学家。他创作的图画书，人物形象鲜明，情节夸张荒诞，语言妙趣横生。——译者注

作的奇幻世界中，远古野兽踩着水花行进或在土地上迈出沉重步伐，它们是剑龙、异特龙、腕龙、重龙、地震龙等——在我从大章克申市赶往恐龙镇的途中，这些古生物的遗骨就深埋在我的脚下。

侏罗纪的过往偶尔因侵蚀、地震隆起、公路局的路堑而从地表露出头来。沉积物的彩带形成了一个古生物宝库，称为摩里逊岩层（Morrison Formation）。我知道该从照片中寻找什么：那些发红、发灰、发紫，有时发绿的沉积层，它们是 700 多万年来堆积起的地质碎屑。

在科罗拉多河畔、弗鲁塔（Fruita）镇南部，我徒步登上恐龙山之巅，驻足捡起路边一小块发紫的摩里逊泥岩。正把玩时，它像干面团一样碎了。山的另一边，我来到一口竖井旁，1901 年古生物学家埃尔默·里格斯（Elmer Riggs）正是在这里挖出了一只迷惑龙（Apatosaurus）——这是正确的名称，而我们大多数人称之为雷龙（Brontosaurus）——6 吨的骨骼。这只身长 20 多米的爬行动物如果起死回生、喝饱水，可重 30 吨。里格斯把这些骨骼用熟石膏包裹保护起来，用平底船运过科罗拉多州，再通过铁路运到芝加哥菲尔德博物馆（the Field Museum），重新组装并展出。

我北行到达只有 339 人的恐龙镇，雷龙大道（Brontosaurus Boulevard）与剑龙高速（Stegosaurus Freeway）在此相交；我登高眺望，夕照染红了峡谷中的摩里逊条纹。不过，我看到的最美的摩里逊条纹，还是在略西边的恐龙化石国家保护区（Dinosaur National Monument）西段、青河（Green River）之畔：那面峭壁由绿灰色渐变到紫色，再渐变成褐色，正如公园总部一位女士告诉我的那样，酷似一支融化的那不勒斯冰淇淋。

就在这里某个地方，有人发现了一块有癌症表现的恐龙骨骼，这可能是已知最早的癌症病例。这只恐龙无论死于肿瘤还是其他原因，死后的器官都被捕食者吃掉或迅速腐烂了。但它的骨架（至少有一部分）逐渐被风吹起的沙尘掩埋了起来。后来，扩张的湖泊或蜿蜒的溪流浸没了这些残骸，为其变成化石奠定了基础。骨骼中的矿物质一个分子一个分子地慢慢被水中的矿物质所替换，微小的孔穴被填补、石化。几个地质时代之后，恐龙早已灭绝，它们的世界被湖泊、沙漠或海洋覆盖，但这块包裹在沉积岩中的骨骼化石却穿越时代，保存了下来。

这一发现是极为偶然的。大部分骨骼还没等变成化石就分解了，而那些幸存时间够长并最终石化的骨骼，除了一小部分，几乎全都还埋在地下。上述标本就是一个幸存者，现标识为CM72656，存放于匹兹堡的卡内基自然历史博物馆。湍急的河流抑或地壳构造力，让这块骨骼化石以某种方式来到了我们这个世界的地表；最终，在该动物死亡1.5亿年后，某位佚名的奇石采集者发现了它，后来用岩石锯切出一个剖面，打磨，又经过了不知多少双手，这块化石最终来到了科罗拉多州的一家岩石店。在那里，它吸引了一位医生的目光，这位医生认为任何骨癌病例都逃不过他的法眼。

医生的名字叫雷蒙德·G.邦奇（Raymond G.Bunge），是艾奥瓦大学医学院泌尿学的教授。20世纪90年代初，他打电话给学校地质学系，询问有没有人愿意来评估他收藏的一些珍贵标本。几经周折，这个电话通过总机打到了布赖恩·维茨克（Brian Witzke）那里。在一个寒冷的秋日，维茨克骑自行车来到医生家，看到了一块令人着迷的12.7厘米厚的矿化恐龙骨骼。从正面观察，该化石宽16.5厘米，高24.1厘米，其核心是一个侵入体，现已结晶，长得很大，以致侵犯到了骨膜外。邦奇怀疑该侵入体是骨肉瘤，他见过这种癌症对人体（尤其是儿童）骨骼的破坏。历经千百万年，这块垒球大小的扁球状肿瘤已经变成了玛瑙。

这块骨骼化石太小，维茨克无法识别骨骼类型和恐龙种类，但是他能提供地质诊断：从红褐色的颜色和玛瑙化的内核，可以推定其来自摩里逊岩层。邦奇记得买这件纪念品的地方是在科罗拉多州西部（磨光的恐龙骨骼化石是收藏家的最爱），但他不记得确切位置。他把化石给了地质学家维茨克，托其征求专家意见。

由于其他项目的介入，维茨克几乎忘了这块化石还在他办公室的文件柜上。直到有一天，他把它转交给了风湿病学家布鲁斯·罗思柴尔德（Bruce Rothschild）。罗思柴尔德在俄亥俄州东北关节炎中心工作，已将自己的研究范围扩展到了恐龙骨骼疾病。他从未见过这么清晰、这么古老的史前癌症病例；下一步，他要确定这究竟是哪种癌症。

结果，该肿瘤既不是邦奇曾怀疑的骨肉瘤，也不是另一种名为尤文氏肉瘤（Ewing's sarcoma）的恶性肿瘤，这两种肿瘤都会表现为边界模糊或洋葱皮样分层的外观，而该肿瘤无此表现。罗思柴尔德也有信心排除侵袭性更强的多发性骨髓瘤，因为骨髓瘤这种侵犯浆细胞的恶性肿瘤会使骨骼呈现穿孔样外观，而化石上的肿瘤虽呈外侵性生长，但还留有完整的骨膜。每种骨骼疾病都会留下鲜明的印记，罗思柴尔德逐一排除了它们的可能："白血病在骨骼上表现为表浅孤立和凝聚凹陷的病灶""动脉瘤样骨囊肿具有扩张性泡沫状外观""软骨母细胞瘤在骨骺端有'爆米花'状钙化""骨纤维异常增殖症会呈现'磨砂玻璃'外观"。

外行人阅读罗思柴尔德的研究报告，可能会对医学术语一知半解；只有在努力理解了癌症的破坏性之后，才能真正熟悉那些术语。恐龙病理学是一门晦涩的学科，但从一开始就很明确的是：该领域专家有信心对一例1.5亿年前的肿瘤提供一个大概的诊断。罗思柴尔德接着排除了"痛风的硬化灶""结核特征性的吸收灶""梅毒螺旋体病特有的硬化性树胶肿"。单关节骨囊肿、内生软骨瘤、骨母细胞瘤、软骨纤维瘤、骨样骨瘤、嗜酸性肉芽肿（谁知道看似坚实的骨骼可以出这么多问题呢？！）这些也被一一排除。罗思柴尔德认为，化石上的病灶具有恶性肿瘤转移灶的特征，这是最致命的一种癌症，它开始于恐龙身体其他部位的细胞，然后转移到骨架上，建立起了"殖民地"。

此前，已有一些零星的文献涉及恐龙其他类型的肿瘤，如骨瘤（骨细胞过分生长超出适当范围形成的肿块）和血管瘤（血管异常积液，可在骨内的海绵组织形成）。像恶性肿瘤一样，这些良性肿瘤也是一种赘生物（neoplasm1，希腊文，意为"新增长"），即学会了逃逸机体制衡机制、发挥自身意志的细胞。良性肿瘤中的细胞繁殖相对缓慢，没有侵犯周围组织或转移的能力，但它们不一定是无害的。良性肿瘤有时会压迫器官或血管，从而带来危险，或者分泌破坏性激素；还有些良性肿瘤可能癌变——这些都是很少见的，而恶性的恐龙肿瘤更是罕见。一只异龙前肢上的菜花状凸起物一度被认定为软骨肉瘤。但罗思柴尔德在仔细检查后断定，这只是骨折感染愈合后的改变。然而，邦奇的化石确实是恶性恐龙肿瘤。1999 年，邦奇、维茨克与另一位同事共同撰写了一篇 500 字的简短论文，发表于《柳叶刀》。文中得出了一个大胆的结论："这块化石的发现至少将转移性癌的起源前推到了中生代中期（恐龙时代），这是已知最早的此类化石。"

我第一次听说雷蒙德·邦奇的化石，是在我开始研究癌症科学文献的那个初夏。这其中似乎有一些病态魅力——单个细胞离群并开始繁殖，在人体内产生异物，像在错误位置突然生长的一个新器官，甚至，更可怕的，长成一个恶性畸形胚胎。畸胎瘤是一种罕见的肿瘤，源于生殖细胞异位（可产生精子和卵子），瘤中可含有头发、肌肉、皮肤、牙齿、骨骼的雏形。这个名字来源于希腊文 teras，意为"怪物"。曾有一位年轻日本女性，其卵巢囊肿内有头、躯干、四肢、内脏、单只眼睛。但这种病例非常少见。肿瘤几乎总是即兴演进。最危险的肿瘤变得具有迁徙性，一旦在胃、结肠、子宫等器官周围立了足，它们就会继续前进，转移到新的地方去。前列腺癌最终可转移到肺或椎骨。没有道理认为恐龙不会得癌症，但考虑到人类有机会研究的古生物残骸数量极少，遇上一个恐龙患癌的实例几乎是个奇迹。

摩里逊岩层覆盖面积约 130 万平方千米，始于犹他州和科罗拉多州的恐龙国家纪念公园，北入怀俄明州、艾奥瓦州、蒙大拿州、南北达科他州、加拿大南部，东及内布拉斯加州和堪萨斯州，南至得克萨斯州和俄克拉荷马州的狭长地带，并进入新墨西哥州和亚利桑那州。自然侵蚀和人为挖掘留下的缺口，只是它的"冰山一角"——我们只勉强对其中 700 万年间积累的恐龙骨骼进行了取样，而且是那些碰巧成为化石的恐龙骨骼。若非雷蒙德·邦奇医生慧眼识珠，我们将错过史前癌症最早的确凿证据。有多少其他的例子，埋没于黑暗的岩层中？发现的骨骼中，又有多少恶性肿瘤被忽视？古生物学家几乎从不寻找癌症，就算看到了，也很少有人意识到那是癌症。只有那些已经透出骨骼表面的肿瘤，以及由于偶然断裂或宝石锯乱切而外露的肿瘤，才有机会被他们发现。

关于癌症，最令人难以捉摸的一个问题是：有多少癌症系体内自发产生，不受时代影响、不可避免？又有多少癌症由污染、工业化学品等人为因素导致？粗略估计远古时代癌症的发病率，可能会提供重要线索，但这需要更大样本的数据。罗思柴尔德在邦奇医生肿瘤化石的兴趣激发之下，开始寻找更多的东西。

罗思柴尔德开始利用便携式荧光透视镜，在北美洲各博物馆"挨家挨户"地进行 X 射线检查。人类的骨转移瘤最常见于脊椎，据此，罗思柴尔德将椎骨作为重点。从前到后，他共检查了约 700 具恐龙身上的 10312 块椎骨。这些恐龙化石被收藏于纽约的美国自然历史博物馆、匹兹堡的卡内基自然历史博物馆、芝加哥的菲尔德博物馆，以及美国、加拿大的其他机构——他遍历了墨西哥边境以北每一个可接触到的标本所在地。他检查零散的椎骨，并利用梯子和移动升降台来检查整个骨架高耸的脊椎。他有一张照片，就是身穿恐龙 T 恤，向后倚靠在霸王龙的胸腔里。如果 X 光片中出现异常的骨骼，他就会用 CT 扫描的方式更仔细地检查。

功夫不负有心人，罗斯柴尔德终于发现了另一个骨转移瘤实例，这一次可以识别出受害者：一只埃德蒙顿龙。这种恐龙是有着鸭子嘴的巨无霸，属于鸭嘴龙科，生活在白垩纪（侏罗纪后面的一纪）末，那时恐龙已经开始灭绝。其他鸭嘴龙科的恐龙身上也有发现骨肿瘤，但都是良性的：1例骨母细胞瘤、1例成纤维细胞性纤维瘤、26例血管瘤，而在其他科的恐龙骨骼上并没有发现肿瘤。这也许是最大的惊喜。来自鸭嘴龙科的恐龙椎骨只占不到1/3——仅有不到100只恐龙身上的约2800个标本——但它们是所有肿瘤的来源。还有约7400个非鸭嘴龙的椎骨，如迷惑龙、重龙、异特龙等，均未发现肿瘤的存在，不管是良性还是恶性肿瘤。

研究人类癌症的流行病学家也一直面临这类反常现象：为什么有些人更容易患癌？一些进化扭曲可能使鸭嘴龙具有易患肿瘤的遗传倾向，或者，此中原因可能在于新陈代谢。罗思柴尔德推测，鸭嘴龙可能比其他恐龙恒温。维持体温需要能量，因而恒温动物新陈代谢速度较快，这样可能就会加速导致恶性肿瘤的细胞损伤积累。

也许，这种差异并不在于特有因素，而在于环境因素，比如鸭嘴龙的食物。生态系统中，植物一直在进行无休止的"化学战"——合成除草剂和杀虫剂，以抵抗害虫。其中一些化学物质是诱变剂，可使DNA发生改变。羊齿状苏铁生长在中生代，其如今的"后代"会产生毒素，使实验鼠的肝和肾出现肿瘤。但是，为什么鸭嘴龙吃的苏铁会多于其他恐龙（如迷惑龙）呢？另一种可能的致癌物来源，是在几具埃德蒙顿龙"木乃伊"的胃中发现的针叶树叶（它们被埋在了适当环境，所以变成了化石而没有腐烂）。但这并没有构成强大的证据，无法继续推演。

还有其他奇特之处需要解释。鸭嘴龙肿瘤只发生在尾椎部分，即最接近脊椎尾部的地方。为什么爬行动物尾部比头部更容易患癌症？如果能像《侏罗纪公园》那样用古代 DNA 再造恐龙，并用于医学研究，那该多好啊！在一些大型癌症中心，如波士顿的丹娜 – 法伯癌症研究院（Dana–Farber Cancer Institute）、休斯敦的得克萨斯大学安德森（MD Anderson）癌症中心以及全球其他癌症中心，一位科学家可能尽其一生都在研究一个单分子在恶性肿瘤中所起的作用。仅仅是罗思柴尔德的调查数据就具有论文问题的价值了。首要问题是：如何正确看待他的发现？人类骨癌，无论转移性还是原发性，都是很罕见的。那么，700 具恐龙骨架中有一例骨癌，是多了还是少了？

在一篇第三方论文中，罗思柴尔德考虑了这个概率。有两位天体物理学家找过罗思柴尔德，希望他可以支持他们的理论：放射性宇宙射线的急剧增多，加速终结了恐龙对地球的统治。强度足以破坏 DNA 的电离辐射会导致癌症，骨髓尤其容易受到影响。如果宇宙事件释放了异常强烈的射线，对恐龙来说，这种影响就像是被来自外太空的 X 射线照射一样。

但流行病学研究是怎么做的呢？在早先一项研究中，罗思柴尔德和妻子克莉丝汀（Christine）用 X 光检查了哈曼 – 托德人类骨学馆（Hamann–Todd Human Osteological Collection）收藏的骨骼。该馆隶属克利夫兰自然历史博物馆（Cleveland Museum of Natural History），收藏了 3000 具医学院的尸体骨骼，让他们不必沦为贫民墓地的孤魂。其中有 33 例骨转移瘤，占比 1.14%。圣迭戈动物园的尸体解剖表明，爬行动物患骨癌的概率约为人类的 1/8，即约为 0.142%，恰好等于用 X 光检查 700 只恐龙发现 1 只患癌症的埃德蒙顿龙的概率。要证明癌症是导致恐龙灭绝的一个原因，还须到别处寻找证据。

几个月来，此类真假难断的信息在我的笔记本上不断积累，在我的思维中不断扩散。每个有关癌症的问题，都必然会催生更多的问题。哈曼－托德人类骨学馆馆藏对总体癌症发病率的代表性如何？那里骨骼的主人都是穷人，他们生前可能营养不良、饮食不规律，这可能让他们有更大概率罹患癌症。然而，其中许多人可能寿命相对较短，在癌症发生前就已经死于暴力或传染病。二者是恰好抵消吗？可能是，也可能不是。圣迭戈动物园的动物研究，引出了更多问题。圈养动物往往比野生动物更容易罹患癌症，也许是因为它们接触的农药或食品添加剂更多，也许只是因为它们寿命更长，吃得更多，锻炼更少。在所有人类癌症相关的风险因素中，很少有争议的两个因素是肥胖和老龄。

最令人头疼的问题是：现存证据极少，从中能推断出多少有关恐龙癌症（及其根源）的信息？如果样本只包括 100 只易患肿瘤的鸭嘴龙，那么它们患骨癌的概率是1%，和人类患骨癌的概率大致一样。但你不知道还有多少标本有待发现，只要再发现一只鸭嘴龙，且其患有恶性肿瘤，癌症发病率就会翻一番。最后，还有一个问题：有多少癌症可能已经扩散到了骨架中未检查的部位？或者，未扩散到骨骼，但扩散到了较柔软的器官？这些器官组织一旦分解，证据也就消失了。

但也可能出现例外的报告。2003年，即罗思柴尔德调查报告发表的同一年，南达科他州的古生物学家宣布发现了一颗疑似恐龙脑肿瘤。他们在制备一个7200万年前的蛇发女怪龙（Gorgosaurus，霸王龙的近亲）头骨标本的时候，发现"其头颅中有一团奇怪的黑色物质"。X射线检查和电子显微镜分析显示，该球形肿块由骨细胞组成。兽医学病理学家诊断其为"骨外骨肉瘤"[1]，这个由骨细胞产生的肿瘤已经侵入小脑和脑干。这也许可以解释为什么该蛇发女怪龙似乎遭到了如此重创，仿佛其"发动机"失控了，发生了反复跌倒摔落一样。那时，罗思柴尔德推测："一定是某种异常事件让它成了这样。这个位置和特征很可能是肿瘤，但仍要排除这只是散落的头骨碎片的可能性。"

---

[1] 骨外骨肉瘤是指发生在骨组织以外的骨肉瘤，为少见的软组织肿瘤。——译者注

*****

我正沿着恐龙钻石公路继续前行、想着癌症的事情，这时，我看到了一个稀罕东西：具有绿色恐龙标识的辛克莱石油公司加油站——这也堪称是生活中的一处"远古遗迹"了。沿途，摇晃的油井泵出化石燃料，据我们所知，这些化石燃料来源于史前有机物，就是微小动植物的糊浆，或许还有恐龙油脂溅入其中。

我到达科罗拉多州北部的扬帕高原（Yampa Plateau）时，已近黄昏。扬帕高原是一个有着 3 亿年历史的地质奇观。亿万年来的地震动荡（巨大地壳的逆冲、倾斜、滑移），搞乱了这里的地质年代纪事。连续数千米，沿路都可以看到侏罗纪和白垩纪（恐龙时代中后期）的岩石。然后，几乎车轮都不带颠一下的情况下，台地景观骤然变成了宾夕法尼亚纪[①]的景观——侏罗纪和白垩纪的景观戛然而止，眼前仿佛呈现一个更加古老的世界，比摩里逊恐龙还早了 1.5 亿年，那时原始蟑螂在陆地上爬行。宾夕法尼亚纪岩层下方的碎岩层，应该是泥盆纪 4 亿年来的荒野。在扬帕高原东边 2500 多千米的泥盆纪岩石中，今天俄亥俄州克利夫兰市的附近发现过一个原始盾皮鱼颌骨。颌骨有一处凹陷，一些

---

① 宾夕法尼亚纪处于 31810 ± 130 至 29900 ± 80 百万年前，为古生代石炭纪的一部分，又叫晚石炭世。宾夕法尼亚纪是以美国的宾夕法尼亚州命名的，因为宾夕法尼亚纪岩层广泛分布在该州。——译者注

科学家认为那是肿瘤，另一些科学家反对这种看法，认为那只是搏斗留下的旧伤。

这条路的尽头是高原的最远端——哈珀斯角（Harpers Corner）。我走到悬崖边，往脚下望去，青河与扬帕河（Yampa River）在这里交汇。那些时代都已化为岩层，唯留下这两条河一路见证。我站在那里，思考着流逝的历史，困惑涌上心头。恐龙消失后，发生了拉勒米运动（Laramide orogeny），落基山脉的山峰拔地而起，高达5.5千米，又最终被自己的岩屑埋到了"脖子"。随着落基山脉的剥露，这些填充物开始被冲走。之后，早更新世（即200万年前）大冰期的到来形成了我们今天所知的地貌。生命历经这些灾变，仍然进化不息；癌症则是混入这一旅程的不速之客。

在古象、猛犸象、马的骨骼化石上都发现了良性肿瘤。厚吻鳉属（Pachylebias）鱼类会出现骨骼异常增生现象，这似乎是很好地利用了肿瘤。有了增加的骨量作为压舱物，这些鱼可以在高盐的地中海更深的水域摄食，这是它们的竞争优势。最初的病态生长，可能成为一项进化策略。

一头远古水牛和一只远古野山羊疑似患有恶性肿瘤。甚至有份1908年的报告称，发现一具古埃及狒狒木乃伊生有肿瘤。这些例子寥寥无几，有时还颇有争议。但是，与恐龙一样，缺乏癌症存在过的证据，并不能证明癌症不曾存在过。也许在人类大闹地球之前，癌症曾经非常稀有，但一定数量的癌细胞肯定是一直存在的。一个生物体要生存，它的细胞必须不断地分裂，先是分裂成两个细胞，再是四个，然后是八个，连续翻番。每一次分裂，储存着生物基因信息的 DNA 长链都必须复制和传递。随着时间推移，纠错机制演化了出来。但在这个充斥着熵①的世界，这自然是个不完美的过程。出错的结果通常只是一个细胞死亡，但在适宜的条件下，这种错误会诱发癌症。

即使单细胞细菌也会突变，致使其复制速度快于周边的细菌。当组织内的细胞发生这种情况，结果就是肿瘤。植物和动物系出同源，是"多细胞主旋律"中的两个"变奏曲"。植物是我们的远亲，也会患类似癌症的病。一种叫根癌农杆菌（*Agrobacterium tumefaciens*）的细菌，可以将其自身的 DNA 片段转移到植物细胞的基因组中，致其生成一种称为冠瘿瘤的肿瘤。1942 年发表的一篇著名论文论证了这类肿瘤可以在向日葵中产生继发性肿瘤，这是转移性肿瘤的原始相似品。在昆虫世界里，幼虫细胞可产生侵袭性肿瘤，也许正是同种现象延续到了脊椎动物身上。

癌症（肉瘤、癌、淋巴瘤这些临床上令人沮丧的名称）已见于多种鱼类，有鲤鱼、鳕鱼、鳐鱼、梭鱼、鲈鱼等。鳟鱼和人类一样会因黄曲霉素（黄曲霉菌产生的致癌物）而患肝癌。"鲨

---

① 熵指的是体系混乱的程度。——译者注

鱼不会得癌症"的谣言导致商人们大规模屠杀鲨鱼，以制备"抗癌"的鲨鱼软骨丸。但鲨鱼其实会得癌症。动物界的任何种类都不能幸免。爬行动物中，有乌龟的甲状旁腺腺瘤，有蛇的肉瘤、黑色素瘤、淋巴细胞性白血病。两栖动物也易患肿瘤，但有些两栖动物在这方面存在奇怪的变体。被注入致癌物后，蝾螈很少会产生肿瘤，而更有可能长出错位的新肢体。其他动物在进化过程中几乎已经丧失了这种身体部位再生的能力。这可能是又一条关于癌症起源的线索——受损组织疯狂地试图再生，却发现自己根本不知道该怎么生长了。

这些生物都不会走（或游、或爬）到诊所，寻求治疗。但从博物学家和动物学家的偶然观察中可窥见端倪。哺乳动物似乎比爬行动物和鱼类更容易患癌症，爬行动物和鱼类又比两栖动物更容易患癌症；家养动物似乎比它们的野生亲戚更容易患癌症；人类是所有动物中最容易患癌症的。

*****

这一次自驾游的某个下午，我逗留在恐龙之旅博物馆（Dinosaur Journey Museum）。鉴于科学博物馆娱乐化的现状，我本以为这里会充满卡通恐龙和类似电子游戏那种可以动手体验的展品，但实际上其优秀科学展品很多。我透过古生物实验室

（Paleo Lab）的落地窗，悄悄观察：这里展示的是正在工作的研究人员，有男有女，都伏在工作台上，凿取着嵌入石头的化石。我穿行于高高耸立、几乎触及天花板的复原骨架之间，那是异特龙和剑龙。我看到一块迷惑龙颈椎骨，它是如此之大，以至于如果没有标签，我不会猜到这个岩块曾是活组织。这绝对令人印象深刻，但多年来我已经看够了恐龙骨骼，觉得有点倦了。直到我驻足于一个腕龙心脏的全尺寸外形展品旁——这颗心脏立起来，差不多到我的胸口位置——我才真正感受到，这些野兽是多么巨大！

我又想起了罗思柴尔德对恐龙肿瘤的调查。体积和寿命密切相关，大型物种往往比小型物种更长寿（虽然也有例外）。据估算，体积最大的恐龙寿命很长，有足够的时间和空间来凝聚突变。这难道不会让它们非常容易罹患肿瘤吗？至少在哺乳动物的世界，这个问题尚不明确。该现象称为佩托悖论（Peto's paradox），以牛津大学流行病学家理查德·佩托爵士（Sir Richard Peto）的名字命名。佩托非常疑惑，为什么长寿的大型生物（如大象）罹患癌症的概率并没有高于短寿的小型生物（如小鼠）呢？在亚利桑那州，一群生物学家和数学家将这个谜团总结在一篇论文的标题中：《为什么鲸没有都得癌症？》。事实是，除了生活在被污染的圣劳伦斯河口的白鲸外，鲸患癌的情况似乎很少见，而小鼠的癌症发病率很高。

起初，这看起来并不奇怪。寿命和脉率呈负相关。大象和小鼠在典型的"一生"中都会有大约 10 亿次心跳，只是小鼠心跳快得多。由于新陈代谢的消耗如此之大，小鼠可能更容易得癌症，这看似合理。然而，这个解释适用于小鼠，却并不适用于其他小型哺乳动物。此外，鸟类的代谢率很疯狂（蜂鸟 1 分钟的心跳可超过 1000 次），但它们似乎很少得癌症。如果你以哺乳动物体积与癌症发病率分别为横纵坐标作图，你会发现，并没有表明它们之间关联的斜率曲线，只有一些散乱的点。依据我们的愚见，每一个物种似乎都是异常值。

对于癌症发生率与物种体积未呈现正相关这个问题，科学家们提出了几种解释。尽管大型动物确实更容易产生突变，但它们可能进化出了更有效的方法修复 DNA，或以其他方式避开肿瘤。那篇亚利桑那州的论文提出了一种可能的机制——"超级肿瘤"（Hypertumors）。癌症是一种细胞分裂失控并累积遗传损伤的现象。发生突变的细胞的子一代、二代、三代继续产生它们自己的后代，最终形成相互竞争的亚细胞群。这些亚细胞群彼此遗传特性不同。那些进化得繁衍更快的，或是能够毒害相邻细胞群的，又或是可以更高效利用能量的，都是较强的竞争者，会在竞争中占上风。但该论文指出，在它们占据主导权之前，可能容易受到"超级肿瘤"的影响：弱势癌细胞群化身机会主义者，试图吃白食。这些寄生物不断吸食强势癌细胞群的能量，将癌细胞摧毁，或者至少会控制其生长。在长寿的大型动物体内，癌症是逐渐发展的，其时间足够形成超级肿瘤。所以大型动物容易产生癌细胞，但这些癌细胞大多长不大。我虽一直埋首文献阅读，但也是第一次听说癌细胞也会得癌症！

知道这些之后，我仍对蜂鸟的例子感到困惑。此时，论文中关于佩托悖论的一条注释，又让我想起了另一个有关癌症的谜团。动物学家们都知道，几乎所有哺乳动物，无论高矮，颈部总是正好 7 块椎骨，如长颈鹿、骆驼、人、鲸（但海牛和树懒是例外）。鸟类、两栖类、爬行类不受这个规则的约束——天鹅颈部可以有 22 ~ 25 根椎骨，而且它们似乎更不容易得癌症。荷兰生物学家佛莱森·嘉利斯（Frietson Galis）认为此二者必有联系。她考虑了一种罕见情况：胎儿在颈部本该长第七椎骨的位置长出了一根额外的肋骨，有这种先天缺陷的孩子颈部只有 6 块椎骨，且更可能死于脑肿瘤、白血病、母细胞瘤、肉瘤。嘉利斯认为，这就是哺乳动物颈椎骨数量变异慢慢消失的原因。

我自驾游的最后一晚前往了犹他州的维尔诺（Vernal）。一只巨大的粉红色雷龙（即迷惑龙）举着牌子迎接游客，长长的睫毛透着妖媚。当时大概是九点钟，镇上很多店铺已经打烊。我在大街上找了一家"狂野西部"主题餐厅，这家还在勉强营业着。我开了一整天的车，很想喝几杯红酒。我试图跟上最新的研究成果：如果饮酒有度，这个"恶习"也许有利于循环系统，可以降低心脏病发作和中风的发病率。最合我心意的一项研究甚至提出，这种"长寿药"的抗氧化作用可能有助于抑制肿瘤，延年益寿。但是，人活的时间越长，就越容易得癌症。我们吃的每一餐都在对患癌概率进行"微积分"：酒精会增加得某些癌症（如口腔癌、食道癌）的风险，但可能会降低患肾癌的风险。

我笔记本电脑里有一个文档，用于保存最近的新闻标题：

- "石榴中的天然化合物可能可以防止激素依赖性乳腺癌的增长"
- "绿茶可以改变吸烟对患肺癌风险的影响"
- "喝不含酒精的饮料可能会增加患胰腺癌的风险"
- "苦瓜提取物可以减缓乳腺癌细胞的生长"
- "海藻提取物有望用于治疗非霍奇金淋巴瘤"
- "咖啡也许可以预防头颈部肿瘤"
- "草莓可能会减缓食管癌癌前病变的发展"

我现在知道，这些效应即使是真的，也微不足道。但是，人们又该怎样理智地权衡取舍呢？这种权衡所基于的信息，无疑是不完善的——这些研究发现可能明天就会被推翻。

结果，我发现那晚担心"红酒致癌"实在是多虑了。这里是犹他州，菜单上没有含酒精的东西。我就着炸鸡排三明治喝下的柠檬汁，是用罐装粉末和自来水冲制的。我住的"恐龙客栈"由另一只微笑的迷惑龙守卫着。回房间后，我又想到了我脚下这些绵延数千米、积累千万年的岩层。总有一天，我们的世界也会化为岩层，我想知道那岩层中会有多少癌症病例。大约七年前，我的妻子南希被确诊了一种狂暴的癌症——她的子宫里无缘无故地长出了癌细胞，它们像火沿着灯芯燃烧一样，沿着圆韧带转移进入了腹股沟。她幸存了下来；但从那以后，我一直想知道：一个恪尽职守的细胞，是怎么会变成科幻片中的异形，怎么会变成在体内生长的怪兽？

南希的故事

CHAPTER 2

　　我的妻子南希总是喜欢吃蔬菜，有时像着魔了一样。无论是早餐、午餐，还是晚餐，不管时间已是晚上 10 点半，还是《辛普森一家》或光碟正看到一半，她整天都在心里盘算着有没有吃够蔬菜。如果某一天没有吃掉两三份绿色或黄色的蔬菜和三四份水果、坚果、谷物（或营养专家推荐的任何食品），她就会切一颗苹果或打开一袋胡萝卜。

　　从帕斯卡赌注[①]的角度来看，这种做法并无害处。人们常说，通过戒烟、加强锻炼和健康饮食，一半到 2/3 的癌症是可以预防的。但令人失望的是，将特定饮食习惯与癌症联系起来的证据很少。南希和我被告知要多吃菠菜，因为菠菜富含叶酸，而叶酸是细胞用于合成和修复 DNA 螺旋结构的关键成分。理论上听起来很不错，但是，论据不足，充其量只能说摄入更多叶酸会降低结直肠癌、乳腺癌和前列腺癌这三种最常见癌症的患病风险。对于乳腺癌，如果说蔬菜有效的话，可能主要是对酗酒者有效果。其

---

① 17 世纪法国数学家、物理学家帕斯卡在其《思想录》中提出了一项哲学论证，即：如果上帝不存在，作为无神论者没有任何好处；但如果其存在，作为无神论者会很不利。所以，宁可相信上帝存在。——编者注

他研究表明，过多的叶酸（维生素药片中合成形式的叶酸）会增加患癌风险。一旦肿瘤生根，额外的（叶酸）剂量甚至可能火上浇油，加速其增长。某些癌症可以通过使用叶酸拮抗剂进行治疗，它是最早的化疗药物之一。但吃菠菜最好的理由是：和大蒜一起炒，或拌在沙拉酱里吃，味道都不错。

还有一个让人半信半疑的抗氧化剂神话，就是维生素 C 和维生素 E，可通过水果、蔬菜、药片摄入，甚至直接涂抹在脸部，作为抗衰老的化妆品。人们希望它能对抗自由基（细胞氧化后的产物，能从内部破坏细胞）。事实上，我们完全不明确人体是否需要抗氧化剂的帮助。为了减弱自由基的影响，活细胞内置了一套抗氧化机制，这是一套自生命出现亿万年来精心构建的完美"分子网"，不是你能随便摆弄的。而且，没有任何生物希望清除自由基，它们是细胞垃圾的收集者，是防止细胞毒素不断累积的清道夫。β–胡萝卜素这种让胡萝卜、芒果和木瓜呈现橘黄色的天然色素，是一种抗氧化剂，因其具有抗癌功效而被广泛推广。但在芬兰的一项临床试验中，服用 β - 胡萝卜素补剂的吸烟者更容易罹患肺癌。同样，美国有一项类似的试验，似乎表明补剂会增加患癌风险。但这项试验刚刚起步就被叫停了。"超越适度的界限会激怒人类"——也会激怒我们的细胞（这又是一例"帕斯卡的智慧"）。

最近，食品包装已经到了一个新的细节水平，用富含植物化学成分的农产品和其他商品来吸引消费者，这些植物中的天然成分被认为有助于排除致癌物质、修复 DNA 损伤或者阻止细胞变异，如番茄红素、槲皮素、白藜芦醇、水飞蓟素、萝卜硫素、吲哚 –3– 甲醇等，它们时而流行，时而过气。

在实验室器皿中，这些成分可能会影响某些被认为与"复杂得让人头疼的癌变"相关的生化途径。人们更不清楚的是，多摄入这些物质是否真的能预防人类患上癌症。除非一个人严重营养不良，否则没有理由认为缺乏某一特定分子会使细胞活动严重失衡。你可以服用复合维生素，做两手准备，但是，这样做有利于健康的依据也少得可怜。如果生命是如此脆弱，我们可能早就灭绝，而不是在这里盘算着吃什么了。

对于"分子钟"的运行机制，科学尚不能完全解释清楚。而且，水果和蔬菜中所含的物质可能具有协同效应，这种机理也依然是个谜。整个 20 世纪 90 年代，新闻上充斥着"食用大自然的馈赠具有神奇的抗癌效果"的报道。美国国家癌症研究所也开始推行"5A"方案：每天吃 5 份水果蔬菜，抗癌效果大大提高。吃这么多水果蔬菜，你离战胜癌症就前进了一大步。

唉！可惜证据大部分来自病例对照研究，在这些研究中，健康人和癌症患者需要回忆他们的饮食情况。像这样的流行病学研究容易出现差错。癌症患者急于解释自己的窘境，因此可能更容易高估自己饮食不当的严重程度；而健康人群可能记得他们吃了更多的水果和蔬菜，但远远高于实际量。由于某些癌症需要数十年的发展，回忆这些需要超强的记忆力。更重要的是，那些最有可能自愿加入对照组的，可能是相对富裕、拥有健康意识的公民，除了营养的膳食，他们还经常锻炼，不太可能酗酒或吸烟。一项好的研究，应尽量在病例组与对照组之间取得平衡，但是回顾性的流行病学研究能做的最好事情是，提供需要后续严格调查的线索。在前瞻性队列研究中，研究者对大样本人群进行多年跟踪调查，并定期回访，以寻找患癌和未患癌人群中是否存在某种模式。尽管这样也会产生偏差，但是人们认为这种研究得出的证据比回顾性的流行病学研究更有说服力。一项最大规模的关于饮食和健康的前瞻性研究发现，到目前为止，对于预防癌症，多吃水果和蔬菜充其量只有极其微弱的作用。有某些迹象表明其对少数癌症有益，但没有一个能达到人们曾寄予的厚望。

我们被告知"要摄入膳食纤维"，所以南希每次购物都会买回谷物早餐，吃起来像纸箱碎片一样。直观上，这种观念不无道理。你可以想象，膳食纤维在通过消化道时，冲刷、清理着你的肠子。据说膳食纤维还能培养肠道菌群，降低患结肠癌的风险。相较于其他食物，膳食纤维的抗癌作用可能更有说服力，但其证据仍备受争议。一项前瞻性研究发现了两者之间存在联系，但另一项研究又否认了这种相关性。

如果食物可以像测试新药那样，接受严格的试验，那么意见可能就不会这么模棱两可了。在新药临床试验中，会将一大群人随机分配成两组：接受"治疗"的试验组和非"治疗"的对照组，最后将两组数据进行对比分析。不过，这种研究在癌症营养学研究中并不常见——很难强迫人们大量摄入某种食物，或者禁绝某种食物。要让这种试验圆满可信，必须数十年强制饮食，才有可能观察到某种食物是否导致了癌症发展。一项为期4年的对照试验中，研究组使用低脂高纤以及包含大量水果和蔬菜的饮食结构，但并没有发现结直肠息肉（结肠癌前兆）减少。另一项持续相同时间的随机试验发现，高纤饮食对防止乳腺癌复发毫无作用。

读到这些未被广泛认可的说法，让我想起了生物化学家布鲁斯·埃姆斯（Bruce Ames）的研究。他在报告里指出，抱子甘蓝、卷心菜、青花菜、花椰菜，以及农贸市场上其他农副产品都含有天然致癌物，就像可能杀死了可怜的埃德蒙顿龙（Edmontosaurus）的那些内源性"杀虫剂"。人们显然不会因为吃太多这些食物而导致公共健康问题——又或者我们其实已经获得了天然的抵抗力。但是，我们为什么一转身又开始迷信植物有相反的作用，可以帮助我们打败癌症呢？水果和蔬菜不断进化，是为了促进自己的繁殖，之后人类才开始食用它们。

南希对饮食的追求没有那么严格。我们都热爱牛排和汉堡包，但我们尽量控制自己的摄入量。对我们来说，科学的声音更有说服力。如果流行病学是可信的，那么每天摄入大量红肉将使我们在未来 10 年内患结直肠癌的概率增加 1/3，从 1.28% 提高到 1.71%。考虑到这种可能性，权衡利弊，每周末烹饪一大块牛排还是值得的。为了补救，我们有时会吃鱼，因为鱼肉富含 ω-3 脂肪酸，所以烤三文鱼和大比目鱼让我们心满意足。但是，没有明确证据可以证明鱼、鱼油和预防结肠癌之间的关联。

别的不说，至少摄入水果、蔬菜、膳食纤维，可以减少人们摄入动物脂肪。但是即使这样，人们还是受到严重癌症风险的威胁，比如糖可能会提高血液中的胰岛素水平，刺激肿瘤的生长，从而造成更大危害。最后，你吃什么可能并不重要，重要的是你吃了多少。和衰老、阳光、放射性同位素以及香烟一样，肥胖也被列入致癌因素名单。与之相反，有证据表明，限制热量可以降低患癌的可能性。这时，你就像蜥蜴一样，降低了自身的新陈代谢。

南希根据她的喜好，在我们的饮食中加入了各种各样的水果蔬菜。而她的确有理由比别人更担心患上癌症——在我们结婚前不久，她的母亲接受了乳房切除术和化疗；16 年后，年老的岳母的癌症再次复发。我们不知道她的乳腺癌是否与家族基因缺陷有关，如果是，那么南希可能遗传了"易感性"，但这并不意味着一定会患上癌症。

南希本身还有其他致癌危险因素——43 岁，未育，这也是我们不断争论的原因。女性怀孕次数越少,所经历的生理周期就越多。每次月经周期,雌激素刺激子宫和乳腺中的细胞开始繁殖,复制 DNA,为生育和哺乳做好准备,尽管不一定有新生命诞生。每次月经周期就像"掷骰子",任何一个错误的复制都可能会导致肿瘤。雌激素与石棉、苯、γ 射线、芥子气一起,被列入联邦政府的国家毒物管理局(National Toxicology Program)公布的致癌物质名单。

如今,由于初潮提前,女性暴露于更多的周期性雌激素刺激,这更增加了乳腺癌患病风险。一些科学家将这些变化归咎于双酚 A——塑料瓶材料中存在的一种化学物质,具有模拟雌激素的作用,但更多人认为营养过剩是造成这一变化的主因。摄取的食物越多,女孩们成熟得越快,不断积累的脂肪给了身体一个信号:身体足够健康,可以开始排卵。一个多世纪以来,在西方国家,初潮的年龄已从大约 17 岁提早到了 12 岁。与此同时,女性怀孕或照顾孩子的时间也较过去缩短。哺乳似乎也能够抑制雌激素的产生。所有这些造成的结果是,现今一个十几岁的女孩,可能已经历了比她曾祖母一生更多的月经周期。

身为女性,还要面临其他风险。在更年期(绝经期)或怀孕期间服用激素与某些癌症有关。肥胖,尤其对于中老年女性,会增加雌激素和患癌风险。但事实并非如此简单。奇怪的是,体内多余的脂肪实际上可以降低绝经前妇女患乳腺癌的概率。虽然口服避孕药可能稍稍增加患乳腺癌的概率，但又似乎能降低患卵巢癌和子宫内膜癌的风险。南希没有服用避孕药，也完全不超重，但她有点担心另一个因素——我们喜欢在晚餐时喝些葡萄酒。酒精也可能打破激素的平衡，并且由于完全不同的原因而与消化系统癌症有关：酒精损伤了食道内的上皮细胞，于是细胞必须更新，从而增加 DNA 的复制，复制出错的机会也就随之增加。有证据表明，酒精与肝癌有关；但更确定的是，患肝癌的风险来自肝炎病毒或长期接触黄曲霉毒素，这是一种真菌产生的有毒物质，可以污染花生、大豆等食物。

日常生活中你可以带上一个"计算器"，时时计算。比如，每天喝几杯酒，患乳腺癌的风险可能会增加 20%。这并不像听起来那么糟糕。40 ~ 49 岁的女性患癌概率是 1/69（1.4%），饮酒会使概率升至 1.6%。甚至身高也是一个风险因素，南希只有 1.6米。"百万妇女研究"数据分析表明，从 1.52 米起，每增加 10 厘米，患癌风险增加 16%。相关机理的线索可见于厄瓜多尔一些患有"拉龙综合征"的侏儒村民。由于生长激素受体基因发生突变，最高的男性村民也只有 1.37 米左右，最高的女性还要再矮 15厘米。对他们来说生活极不容易，儿童容易染病，成年人经常死于酗酒和意外。但即使他们常常超重，却很少得癌症或糖尿病。

当你身体健康，癌症就只是一个抽象概念，列举生活中的危险因素能让人放心。我和南希都不抽烟，而烟民至少有 10% 到

20% 的患癌风险，这一概率并不是很小。也就是说，烟民患肺癌的概率高达常人的 20 倍——这并不难理解。鉴于各种戒烟公益广告和（烟盒上）可怕的警示标志，我推想大部分吸烟者都会死于肺癌。但令我惊讶的是，这个比例更趋近于 1/8。有了这样的数据，很多细节都不再重要了。当然，烟不离手的"老烟枪"患癌概率要高得多。在寻求答案的过程中，我偶然发现了纪念斯隆－凯特琳癌症中心（Memorial Sloan–Kettering Cancer Center）的"在线癌症预测器"。我输入了一些数据：60 岁男性，从 15 岁起每天吸一包烟，如果现在计划戒烟，未来 10 年他患上肺癌的概率是 5%；如果不戒烟，这个概率将是 7%。我以为这个概率会更糟。如果这名男子是 70 岁，一天吸 3 包烟，患肺癌概率将分别是 14% 和 18%。吸烟还会导致心脏病、中风、慢性支气管炎、肺气肿和其他癌症，进一步导致患者死亡。吸烟有害健康，还减少寿命。但当你听说一位老烟枪烟不离口，却未患肺癌，这也是正常的，并非例外。

　　地理环境也有可能致癌。我们喜欢美国新墨西哥州圣达菲周边各种荒凉景色，但定居于此却有些"以身犯险"的意思。这里的半干旱平原上矗立着 3600 多米高的山峰。古老的西班牙家庭、艺术家、大学教授同住在一条肮脏的街道。这里属于干冷的高原气候，有时天气过于干燥。夏日里，我们焦虑地望向远处森林中的滚滚浓烟，灰烬从天而降，太阳变成血橙色，就像《启示录》

中的景象。夜里，群山闪闪发光，喷发缕缕火焰。其中一次大火席卷了洛斯阿拉莫斯（Los Alamos）部分地区。后来一份研究表明，灼热的实验室地面释放的辐射，只有松树燃烧释放的天然放射性核素的 1/10，我想这是个好消息——除了知道每一场森林大火后，大自然本身会产生放射性尘埃。

圣达菲的海拔将近 2.4 千米，所以保护皮肤和眼睛免受太阳光线伤害的大气层要少得多。在光谱上，从红光到蓝光，光的频率变高了。频率越高，能量越高，当频率远超紫外线时，就有足够的能量打断分子键，使 DNA 突变。每年夏天，很多时候，在圣达菲东部边缘的一座圆锥形山峰——塔拉亚山上，会悬挂着两道彩虹。

我确信可以看到，在彩虹弧线底部有一道几乎看不到的致命紫外线闪烁着。在那之下是我们肉眼无法看见的色彩：X 射线和 γ 射线。太阳光是危险的。然而，有一些薄弱且自相矛盾的证据表明，阳光有助于体内产生维生素 D，能降低结直肠癌患病概率，同时增加患胰腺癌的风险。至少，在芬兰的男性吸烟者中是这样的。

致癌因素的攻击，既来自天上又来自地下。和美国许多地方一样，我们居住在花岗岩土壤上，这些土壤包含微量的天然铀。铀（U）-238 衰变，放射出 α 粒子，变成钍（Th）-234，再变成镭（Ra），最终变成氡（Rn）——一种无色无味的放射性气体。

氡被认为是引起肺癌的风险因素之一，是仅次于吸烟的第二大"杀手"；目前人们正在研究氡在其他癌症中的较小作用。氡含量累积是以地质年代跨度衡量的（U-238 的半衰期超过 40 亿年，这意味着其单位质量的原子核半数发生衰变需要 40 亿年以上的时间）。氡气几天便可衰变释放放射性粒子，最终成为微量的铅，但它会不断地生成。在我买房子时，检测员测出空气的放射性强度是每升 5.4 皮居里，略高于美国环保署的"干预门槛"（每升 4 皮居里）。超过这个水平，政府就会建议进行后续实验，并建议最好用密封剂、鼓风机和通风口等降低氡浓度。我开始填堵地面的裂缝——这又是一种"帕斯卡赌注"——它产生了更切实的效果，蜘蛛和蜈蚣数量减少了。但我很快就被其他事情转移了注意力。对从不吸烟的人来说，每升 4 皮居里的浓度，导致一生中死于肺癌的风险约为 7‰，不到 1%，而且是基于持续接触的假设，这需要你一直生活在室内——像足不出户的宅男宅女或者绑架幽禁案受害者一样。

我们的居所附近没有工业用地，"原子城"洛斯阿拉莫斯也在 40 千米之外，里奥格兰德河谷（Rio Grande Valley）的另一边。20 世纪 90 年代初，一个住在那里的艺术家首次报告，他的邻居很多得了脑瘤。州卫生官员对此进行了调查，此前 5 年里，该县出现 10 例病例，而州平均水平和全美平均水平为 6。但是，样本量太小是没有统计学意义的。流行病学家得出结论，无法分辨这种病例的增加是否仅仅是偶然现象。他们认为，这种情况没有不寻常，也不需要担心。如果你退后一步，审视整个世界，你会发现在一个时空经常有类似的集群事件，但没有理由将它们归于某一个潜在的起因。流行病学家认为，这就像"得克萨斯州神枪手"效应——向谷仓门开很多枪，找到最密集的那些弹孔，然后在周围画上靶子，这样看起来就像你击中了靶心。脑癌发病率一旦达到顶峰，就会开始下降，然后在正常水平线上下浮动。洛斯阿拉莫斯的研究人员发现，甲状腺癌发病率也符合这一规律。但同样由于样本数太小（20 年里 18000 人口中共有 37 例），在接下来的几年里，这个数字也下降了，一项公共健康评估的结论是，居民没有受到来自水、土壤、植物或空气中的化学物质或放射性物质的侵害。

谈到辐射，接触史也是需要考虑的因素。南希在纽约长岛长大，20 世纪 90 年代初，那里的郊区居民就开始担忧乳腺癌高发的问题。当朋友或家庭成员不幸被癌症击中时，他们的头脑开始变成了"信息磁铁"，把其他细碎信息汇集在一起：住在街尾的那个女人也得了乳腺癌，还有住在隔壁镇的妯娌、同事的妻子……人的大脑生来就是为了寻找某种模式，坚持某些联系。"长岛癌症集群"就这样诞生了。

于是，你开始寻找一个缘由、一个源头、一只蹲在大网中心的蜘蛛。是因为布鲁克海文国家实验室的粒子加速器和科研反应堆吗？还是因为过去岛上大部分是农田时，使用的杀虫剂和除草剂？（直到今天，为了保持岛上草坪整洁，还在使用那些杀虫剂和除草剂。）又或者是因为灭蚊使用的农药 DDT？再或者是因为急需电力的地区密布的输电线？

　　每个人几乎都有可能患上任何一种癌症，回想起来才会发现其中的"蛛丝马迹"。有一天，我们的邻居，在家里愉快地从事科技文献翻译工作的薇薇安，体检时确诊了卵巢癌。她死于复活节那天，紧接着我们参加了她的追悼会。她的丈夫是一位数学家。追悼会上没有提到上帝。大约在同一时间，我的一位前女友苏珊，同时也是新闻界的同事，也死于卵巢癌。她和薇薇安都没有孩子。而街对面一位早已过了中年的母亲——特鲁希略女士，也死于卵巢癌。我们每个人都收集了自己的"癌症集群"和一份由传闻建立的心理"档案"，这份档案虽然不可靠，但也很难不让人相信。

*****

　　南希确诊癌症时，我们不知道原发灶是卵巢、乳房、子宫还是肺。在长达数周的时间里，我们度日如年，我们不知道它在哪里生长，只知道它在不断向体内散布癌细胞。

　　南希去圣迭戈拜访一位闺蜜，在当地一家健身房做仰卧起坐时，发现右腹股沟内侧有一个肿块。"淋巴结肿大"——比如喉咙肿痛可能导致的症状——首先映入脑海中。

在网上寻求帮助之后，我们很快认为这是猫抓热。几周前，我家的猫被一声响动惊到，抓伤了南希的腿，感染引发的免疫反应可能导致淋巴肿大。这也正是淋巴结的作用——捕获并剿灭人体免疫系统的"入侵者"。人们总是会从好的一面解释异常现象。

然而，肿块并没有消失。医生认为可能是疝气，建议她到外科询诊。但是，一通东部打来的电话让南希耽搁了这件事——她的父亲突发出血性脑中风，正躺在石溪大学医学中心的重症监护室，这真是可怕的一年！她推迟了与外科医生的预约，订了飞往拉瓜迪亚机场的机票。当晚南希坐在她父亲的床边，打电话给我聊起他的眼睛、他的微笑、他紧握着的手、他清楚的神志。父亲占据了她灵魂的全部——除了一个小地方，而这一小块地方变得越来越大，在她到达后的日子里，肿块顽固地生长着。

南希在石溪大学校园就可以咨询医疗事务。第二次给我电话时，她正走出诊所，经过熟悉的校舍（她曾在那里获得生物学学位），走向汽车。她声音颤抖，我觉得她是在哭或在强忍。医生对肿块进行了触诊，觉得不像是由感染引起的又软又圆的肿块，这不是猫抓热！肿块坚硬、形状不规则，更像是恶性肿瘤。医生的表情告诉她，几乎可以确定她得了癌症。他建议进行穿刺活检，吸出少量细胞组织，确定是否为恶性。她决定先回家，再去做活检。

我们都体会过坐在候诊室里人群中的感觉，年长者翻阅着杂志，年轻人紧盯手机。我曾陪我的母亲经历过肩袖肌群撕裂和第二个膝盖替换手术。在南希一次因骑马导致视网膜脱落后，我也陪伴左右。我知道会发生什么——当你无法忍受下去时，医生会走过来，口罩挂在脖子上，面带微笑地告诉你好消息。但是这一次情节没有这么演。女医生说："我们可能发现了一个肿瘤。"

医生已经将肿块样本送到楼下病理科，进行快速镜检。这些畸形细胞类似于形成器官内层的上皮细胞。但这些细胞已经突变到分化程度很低，它们正在失去遗传一致性。回到这种原始状态，肿瘤细胞和胚胎细胞有相似之处，能快速分裂，有着变色龙一样的"可塑性"。

虽然诊断结果还需要实验室进一步证实，但结论几乎是毫无疑问的。我和外科医生走进恢复室，南希在麻醉作用下迷糊地躺在病床上。我记得她微笑着听医生讲话，后来我才意识到，她当时还没有完全恢复意识。接下来的一周里，我试着保持乐观，因此可能误导了她。我的理解是：诊断是 90% 确定。化验报告只是"完全确认"的技术手段。我觉得南希也是这样理解的。

几天后，当我在楼上的办公室时，医生打电话向南希宣布了这个消息："广泛转移性腺癌，中度分化。"腺癌是由腺上皮起源的恶性肿瘤，组织学上具有腺上皮结构特点，包含微小腺泡，它们可以出现在结肠、肺、前列腺、胰腺等几乎任何地方。我已不记得自己是怎么下楼的，还是她自己走上楼告诉我的？我从未见过她如此沮丧，她说自己挂了电话后尖叫出来。不知什么原因，癌细胞已经侵入了淋巴系统，并停留在她腹股沟的淋巴结内。但是她身体里的癌细胞到底是从哪里出现的？要想知道答案得花费几个星期的时间。"原发灶不明性转移性癌症"——这似乎是最坏的诊断了。肿瘤正专心致志地生长，散布更多的后代，不断转移着。但是没人知道它源自哪里。

病理报告中，有描述细胞特征的提示：

雌激素受体　　　　约 90% 阳性（有利）

孕激素受体　　　　阴性（不利）

第一行提供了一个有用信息。既然某些癌症是由雌激素引发的，那么削弱雌激素的影响就可能将其控制。

这些丰富的受体还有助于在诊断方面锁定目标：

意见：雌激素受体阳性符合子宫内膜或卵巢原发癌，而不是胃肠道原发癌。

因此南希得的可能是妇科疾病。子宫内膜，即子宫的内层膜，是一种上皮细胞组织，很容易受到癌变的侵害。大约一年前，南希的医生曾经提醒过，她的更年期异常地提前了——迹象是不规则的经期出血。我不断回想当时我们为什么没有引起重视并做相应的检查——这样的话，癌症就能及早被发现，南希就可以在癌细胞扩散之前开始治疗。

意见：肿瘤有微乳头状结构，提示是子宫内膜、卵巢或者

句子的其余部分不见了。"猴子用打字机"记录我们的命运，他们肯定不会忘记那些账单代码。

外科医生充满了同情、鼓励和支持，宛如南希的姐妹。回访接诊时，她先拥抱了南希，然后递给我们厚厚的一沓纸，有黄色、蓝色、粉色的——这是各种检查的预约单。这几乎惊呆了我们俩。我们要带着这些单子到本地的诊所排队预约。街对面的连锁医学影像中心会做乳房、胸部 X 光检查，以及腹部和盆腔的 CT 扫描。外科医生说，结肠镜检查的预定已经满了。不是只有转移性癌症的患者才会安排结肠镜，大部分人做结肠镜检查是一项常规检查，而且可以随时更改预约。医生给南希安排了钡灌肠检查，这是一种老式的、速度更快、准确率稍低的检测方式。我们询问了肿瘤科转诊事宜，她很肯定地告诉我们，在明确癌症种

类之前，一切决定都为时过早。

对病人来说是危急时刻，对医生来说只是例行公事，但在我看来，像是纯粹的白痴行为。我们穿梭在实验室间进行检查。乳房、胸部的 X 光检查结果都是阴性的；腹部扫描显示肝脏、肾脏、胰腺、肠、肺的下部及肾上腺都正常，脾脏一个 1.3 厘米的结节看起来"只是一个副脾"——一种良性肿块，有时会与肿瘤相混淆；盆腔扫描时，左侧卵巢上的一个囊肿，看起来"不太可能是肿瘤"；子宫和子宫内膜"突出"，并伴有良性肌瘤；检查还发现，南希有"乙状结肠轻微狭窄病变"的问题。读看不懂的用语真是一件可怕的事，我们无法理解医学术语上的细微差别。血检结果特别令人不安：CA-125 蛋白（在某些癌症中浓度较高，是一种特异性标记物）的检测浓度升高。只通过这些检查还远远无法下结论，许多其他因素也可能导致指标升高，但它暗示了可能是卵巢癌——就是害死了我们的朋友薇薇安的癌症。

为了收集有用的信息，我们还打了很多电话。我咨询了斯科茨代尔（Scottsdale）梅奥诊所[①]的一位医生。我曾为了庆祝 50 岁生日，在那里享受过一次豪华体检套餐。她的建议很明确：去休斯敦的安德森癌症中心，或纽约的纪念斯隆－凯特琳癌症中心。

---

① 世界著名私立非营利性医疗机构，是代表世界最高医疗水平的医疗机构之一。——译者注

我联系了这些医院，更重要的是，我们在这个过程中，还意外地找到了为薇薇安治疗的医生。薇薇安的丈夫对她的肿瘤医生评价很高。我打电话给圣达菲的医生办公室，他的秘书为南希挤出了一个预约。

你可以想象一下：一位高高瘦瘦的医生，年纪介于吉米·斯图尔特（Jimmy Stewart）①和约翰·韦恩（John Wayne）②之间，我记得他当时穿着牛仔靴，慢慢走进来，接手了一切。那种见惯大场面的从容让人很安心。他快速翻阅了检查结果，说："这儿没什么（有价值的）东西。"他认为卵巢癌不太可能会转移至腹股沟淋巴结。他对原定几天后的钡灌肠检查感到困惑。他说："这项检查没用。"我们解释说肠镜检查需要漫长的等待。他拿起电话，打给诊所的老板——也是一位医生，于是两天后我们可以进行检查。"我们会治好你。"至少我记得他是这么说的。肿瘤科医生本不应该这么说，但他不介意这么说，令人振奋。

结肠镜的检查结果是阴性的，那么，最后要做的是 PET 扫描。圣达菲刚添置了设备，所以不需要开车一个小时南下阿尔伯克基（Albuquerque），而且在这里南希几乎排在最前面。PET 即正电子发射断层扫描，是核医学领域比较先进的临床检查影像技

---

① 洪都拉斯足球运动员，生于 1946 年。——译者注
② 美国电影演员，曾获奥斯卡最佳男主角奖，生于 1907 年。——译者注

术。患者检查前夜须禁食，以确保体内细胞处于饥饿状态，这样，当带有放射性元素标记的葡萄糖注入身体时，可以迅速被吸收。分裂迅速的恶性细胞尤其"贪婪"，不断富集放射性分子。随着放射性核素的衰变，细胞会放射出正电子，这些反物质粒子与电子碰撞，形成 γ 射线。它们撞击闪烁体，闪烁体反应并发出闪光。（在仪器显示屏上可以看到）由于子宫内膜细胞过度活跃，南希的子宫下部正闪闪发光。这群细胞是某一个疯狂细胞的后代，它忘记自己是团队的一分子，扮起了主角，做出孤立的背叛行为。而自从原初的第一批细胞勉强同意放弃自主权以成全"集体生存优势"以来，这种行为已经一次次地上演。

*****

在确诊之后的日子里，为了解癌症的成因，我开始查阅资料。我们的细胞为了协调运作，不断交换化学信号，协商何时开始增殖与创造新组织。细胞在接收到这一信息时，回应方式是：向其中央控制器（细胞核）发送指令，激活适合的基因组合，就像按下合适的琴键，弹出钢琴的琶音。而癌细胞已经脱离这种模式，变得"唯我独尊"。随机事件——由宇宙射线、致癌化学物触发或纯粹是运气不佳——一定改变了南希体内某个细胞的DNA，导致它失去了联系。麻烦可能始于某个基因的突变，发出信号告诉细胞是时候开始分裂；另一种突变可能改变了接收信号的分子受体，使其变得高度敏感，一触即发，过早"开火"。不管怎样，突变的细胞开始比周围细胞更迅速地增殖。

这类错误其实一直都在发生。我们通常不会得癌症，因为其他基因会通过控制细胞的生长来应对这种爆发状况。但另一种突变可能会导致这种"安全控制措施"失效。细胞中的细胞核不断接收信息，权衡利弊，并决定下一步的行动。这种"深思熟虑"取决于互相纠缠的分子级联反应——这意味着更多出错的可能。而事实也的确如此，错误一直在发生。如果细胞发现和纠正这些错误，则能修复 DNA。如果修复失败，那么细胞能感知内部的混乱，于是向自身发送自杀信号，为集体利益牺牲自己。但是，另一种突变会破坏这种防御机制。

这通常被描述为：一个细胞多年以来保持静止，累积着缺陷。我试图想象整个过程的真实情况——一个动态展开的过程：某一次打击导致一个细胞开始反复分裂，而后其诸多后代中的某一个细胞产生另一个突变，而它的后代获得更多的突变。一个细胞谱系存活越久，就越可能突变至极致。为了防止生长失控，生命还布置了另一个堡垒：一个"计数器"，用于监控和限制细胞分裂的次数。通过适当的变异，细胞可以学会不断地重置计数器，变得"不死"。细胞通过一次又一次地自我复制，产生了一大团具有突变基因的后代——一颗肿瘤。

然而，仅仅这些还不足以致癌。细胞需要经历更多的突变，要学会如何侵入周围组织，成为恶性肿瘤而非良性肿瘤。即便如此，在供给不足或被代谢废物拖累生存之前，肿瘤也只能长到一支圆珠笔笔尖大小。肿瘤若要继续扩大，就必须找到能够通往循环系统的途径，然后像吸血鬼一样汲取养分。

从不断进化的癌细胞的角度来看，随着营养物质的摄入，细胞增殖速度加快，势必提高了细胞的突变，或者说产生适应性的可能性。计算机科学家称之为"随机生成和测试"。随着所有限制的解除，基因组不断产生变异，就像"有希望的怪物"试图占据上风。有些可能学会了如何更有效地消耗能量，其他的则学会了忍受更苛刻的环境或抑制免疫系统。最后，适者将在血液或淋巴管中"扬帆起航，探索新天地"。

当我研究这些时，我的思维被向各种相反方向撕扯。有这么多制衡癌症产生的机制，一个人一定是"非常倒霉"才会患上癌症。而尽管有这么多出错的可能性，癌症并没有时时刻刻地爆发，这也真是令人吃惊。

人类学的安慰

CHAPTER 3

　　多年之后，路易斯·利基（Louis Leakey）坐下来，详细讲述他发现可能是"人属中最早的癌症迹象"的经过时，他想起的第一件事是泥巴。那是 1932 年 3 月 29 日，暴雨连天，第三次东非考古探险队正在行动。从维多利亚湖边的坎杰拉（Kanjera）营地到西卡纳姆（Kanam West）的化石地层，还不到 7 千米的路程，他们驱车行进了一个多小时。利基作为人类学家，光辉生涯刚刚开始。这天他和队员们赶到寻宝地点时，已经是浑身泥泞，利基跪在地上，小心地用手挖着泥土，寻找新近暴露的骨头化石。

　　利基正在费力地从泥土中挖掘一种已经灭绝的猪的遗骸，这时，肯尼亚籍队员朱马·吉托（Juma Gitau）拿着一颗刚从悬崖边掘出的残缺的牙齿走了过来。利基认出，这是一颗恐象牙齿。许久之前，类似大象的史前动物——恐象，曾经漫步在非洲大陆。吉托返回去寻找更多化石，而正当他刮悬崖壁时，一大块钙化黏土掉了下来。他用鹤嘴锄敲开黏土块，看看里面有什么——更多的牙齿，但不是恐象的牙齿。这些依然嵌在腭骨上的牙齿可能会被牙医视为人的前磨牙；但是利基认为，它们来自更新世早期地层的沉积物，年代大约在 100 万年前。

　　利基返回剑桥大学研究基地后，"卡纳姆下颌骨"迅速掀起了轰动。他宣称"这不仅是从非洲找到的已知最古老的人类碎片，也是全世界发现的最古老的真正人类碎片"。在那时，宣称人类起源于非洲而不是亚洲，是非常激进的（在亚洲发现了人类始祖，如爪哇人、北京猿人）。爪哇人、北京猿人可能和卡纳姆人生活在大致相同的年代，但是，利基发现爪哇人和北京猿人在外观上更类似于猿。他认为，卡纳姆下颌骨表现出了更现代的特征，包括类似人类下巴的残余部分，这表明智人出现的年代要远远早于先前人们的认知。牙齿形状的差异使利基认为卡纳姆人是与智人存在细微差异的物种：*Homo kanamensis*。他坚持认为，这是人类的直接祖先。

　　像利基热衷的许多其他发现一样，这一发现引起了争议。一位批评者认为，标本看起来太现代了，这是一个年代较晚的腭骨，只是被冲到了更古老的地层中。后来，人类学家推测，利基的卡纳姆人实际上可能是智人的一个远亲，如南方古猿、尼安德特人或能人。最近有人认为，标本年代可能介于中更新世到晚更新世之间，这使其年代不超过 70 万年。不论卡纳姆人的谱系或精确的年代如何，人们现在已不再追究其古老性，而是关注其上颌骨左侧的一处异常生长的组织。

　　当时，这一发现似乎成了一个麻烦，因为它偏离利基的主攻方向。在剑桥大学圣约翰学院研究室，利基小心翼翼清理样本的时候发现了一个硬块。利基以为只是一块石头，但随着不断地清理，他发现硬块是下颌化石的一部分。他把化石寄给了伦敦皇家外科学院从事下颌畸形研究的专家，确诊为骨肉瘤。

下颌骨上有轻微的骨折迹象，理论上此类骨折在死亡之前有足够的时间愈合。就此，医生推测骨折可能是癌症的原发灶。骨细胞以某种方式感受到创伤，开始快速分裂，取代坏死组织。而在此过程中，精细的控制过程可能失控——这是一个发生概率极低的事件。为了治愈伤口，骨细胞分裂了过量的新细胞，却不知应该何时停止。由于某些生物学上的误判，细胞不停地分裂，最终溢出了裂纹。这个推测听起来有理，但仅仅是推测。骨折尚未被确定为骨肉瘤的诱因。骨肉瘤通常没有明显的病因，然而它极易扩散到肺部。如果该诊断正确，一些人怀疑，这可能是卡纳姆人的死因。

我偶然在网上看到的癌症史上著名的"卡纳姆下颌骨"促使我研读了利基的旧著和论文。几次邮件往来之后，我找到了几十年来躺在伦敦南肯辛顿（South Kensington）自然历史博物馆的这块化石。据我所知，它从未展出过。标本不时地被从储藏架上取下来，供人研究。1956 年，人类学家阿什利·蒙塔古（Ashley Montagu）研究了这块化石，报告称肿瘤如此之大，以至于损毁了卡纳姆人的容貌，让我们无法辨别出卡纳姆人的下巴究竟是什么样子。然而，其他解剖细节说服了他，化石明显类似人类。不过，另一名人类学家不认可这一点，他的结论是：利基认为是下巴的部位，其实是肿瘤的一部分。

分歧由此展开。伦敦肿瘤科医生乔治·斯塔索普洛斯（George Stathopoulos）大胆地提出，这个肿瘤可能不是骨肉瘤，而是一种完全不同的癌症——"伯基特淋巴瘤"（当今中部非洲儿童多发的淋巴系统恶性肿瘤），这种淋巴瘤经常会破坏骨头。其他人则没那么肯定。有些人认为，慢性感染的骨髓炎也可以造成骨质增生。丹·布拉斯威尔（Don Brothwell）在其作为古病理学标准参考文献的《古代疾病》（Diseases in Antiquity）中推断，卡纳姆人的异常组织太厚实广泛，很可能是感染造成的。像利基的同事们一样，布拉斯威尔倾向于骨肿瘤的诊断。2007 年，科学家用电子显微镜扫描了下颌骨，得出结论，裂纹确实导致了"骨细胞疯狂分裂"，但仍对疾病的性质持中立态度。

我想亲眼看一下这个标本。一天，我如约抵达展览路上博物馆的员工通道。古脊椎动物部负责人罗伯特·克鲁斯金斯基（Robert Kruszynski）提前给保安打了电话。保安告诉我："他让你在巨型树懒旁等他。"这个地点很容易找到。一个巨型生物石膏骨架攀在一棵人造树的树顶，弓着后肢像是在捕食，这个树懒标本由两只或更多南美树懒骨骼标本拼装而成，161 年来一直保持着这个姿势。我身后是一整墙装在玻璃展柜中的鱼龙化石。正当我细细观察，并惊叹于相同的骨骼结构是如何贯穿于脊椎动物世界时，大厅角落的一扇门打开了。罗伯特先生走出来接我，把我带进了博物馆的内室。

我看到窗边的桌上放着一个棕色的纸箱，是他从博物馆藏品中拿来的。手写标签上的内容是：

M　　16509

卡纳姆下颌骨

"M"代表"哺乳类"。在标签的右上角是两张彩色贴纸——上面是红色类似太阳的符号，下面是蓝色的星星——表明盒子里的标本已经进行过多次放射性分析和 X 射线分析。罗伯特小心地掀开盖子，里面是更小的由轻质木材和硬纸板制成的盒子，盖着玻璃盖，放着卡纳姆下颌骨。

克鲁斯金斯基把下颌骨放在两层厚厚的垫子上，以缓和硬质桌面带来的冲击。"尽情看吧。"说完他就去找我想看的另一块化石——在英国斯坦湖市（Standlake）的一座中世纪早期撒克逊人坟墓中发现的大腿骨，复原后，专家发现这块腿骨上有过度增殖的现象，诊断为骨肿瘤癌变。

我原以为只能瞥一眼"卡纳姆下颌骨"，没想到还能拿在手中与之独处。这是一块深褐色的骨化石，沉重厚实得出人意料。这其实倒也没什么可奇怪的，它是块石头，真正石化的骨头。它曾经是史前人类或原始人类的一部分。标本上依然有两颗泛黄的牙齿，另外还有一个牙根已经消失的深洞。

肿瘤位于下颌骨的正下方，左内侧曲线上，比我预想的要大，使我不禁想起儿时吃的一种大块硬糖。上颌骨外侧也有轻微肿胀。我可以想象，人们如何无休止地争论：这究竟是肿瘤的一部分，还是下巴？我能清晰地看出利基是从哪个位置切下了一小块，用来做进一步分析（他的一些同事认为这是亵渎古物的行为）。我的脑海中闪现出这颗头骨的其余部分，那空洞的眼睛仿佛正恳求能从莫名的疼痛中解脱出来。

半小时后，罗伯特回来了，提醒我："别把化石放在桌子边上。"我突然意识到，桌子上的保护垫正在慢慢下滑，一不小心，卡纳姆下颌骨就会掉落到漆布地板上。

罗伯特最终没找到那块癌变的大腿骨。他说："另找时间吧。"他解释说：博物馆储藏室正在装修，很明显，除了颅骨外，这块大腿骨和其余的骨骼一起被放错地方了。他从盒子里拿出下颌骨，让我抱了一会儿盒子——相较于化石骨头显得很轻。而后，罗伯特陪我一起穿过屏障回到博物馆的公共展厅。数百名不同年龄的游客穿过走廊，他们中有一些人可能已经患癌，或者他们爱的人已经患癌。我想知道，是否有人和我一样，为了卡纳姆人来过此地。

*****

很少有人论述冷门的古肿瘤学（paleo-oncology，来自希腊语onkos，意思是"分量"或"负担"）。虽然几十年来，研究断断续续地开展着，但直到 1983 年，这个词才被引入文献之中。当时一小部分希腊和埃及的肿瘤学家在筹办一场关于早期人类癌症的研讨会。次年，在罗德岛（the island of Rhodes）与科斯岛（the island of Kos，古希腊名医希波克拉底的出生地）间的一次巡游中，该研讨会成功举办。研讨会的成果之一是出版了《古肿瘤学》（*Palaeo-Oncology*）一书，装帧精致，但印量很小。我有幸花了 100 美元在网上购得一本，全书共 58 页，镀金印刷的蓝色封面，书名下方画着一只螃蟹。希腊语的"螃蟹"是 karkinos，公元前 5 世纪，希波克拉底用这个词［它是"致癌物"（carcinogen）和"癌"（carcinoma）的词根］表达拉丁语中 cancer（癌症）造成的痛苦。

目前尚不清楚希波克拉底为何选择这一词语。约 600 年后，帕加马（Pergamon）的盖伦（Galen）从词源推测："蟹的身体两侧都有爪子，在这种疾病中，从肿瘤中延伸出来的静脉的图像很像一只蟹。"几乎所有关于癌症的历史描述都引用了这个故事，尽管只有少数肿瘤像螃蟹。7 世纪生活在拜占庭埃伊纳（Aegina）的保罗则提出了一个更有意思、更抽象的比喻："有人把癌症称为

cancer，是因为它是如此难缠，就像被螃蟹抓住了一样，要经过痛苦的挣扎才能摆脱它。"而词语 karkinoi，也用于像卡钳这样的抓取工具。

还有一种似乎已被人遗忘的完全不同的说法，来自英国寄生虫学专家路易斯·韦斯特拉·桑本（Louis Westenra Sambon）。桑本死于 1931 年，去世前不久将注意力转移到研究癌症上。有一种寄生虫——蟹奴虫，其尽情享用螃蟹的方式与恶性肿瘤蔓延的方式极其相似。1936 年，英国皇家药学会的病理学家亚历山大·哈多（Alexander Haddow）爵士曾描述道：

蟹奴寄生于成年蟹体内。在进入蟹体时，蟹奴脱下一层外壳，抛弃自己身体的绝大部分器官，只留下最重要的部分注入螃蟹体内。寄生体最终在肠的下侧，也就是下腹部安家落户。在这里，它们不断吸食螃蟹的体液生长，形成一个新的角质层所包裹的"蟹奴内体"。像一个发芽的豆秧，蟹奴向四面八方"生根"。它根状的吸收管将慢慢延伸到螃蟹的各个部分，不断夺食螃蟹的营养。随着这些寄生虫越长越大，它们会压迫宿主腹部，导致宿主的腹部萎缩。于是当蟹蜕皮时，螃蟹的腹部就能为寄生虫留下一个大小合适的洞。通过这个洞，这个肿瘤一样的家伙终于突出体表，成为成熟的"蟹奴外体"，自由地将活跃的蟹奴受精卵送入开阔水域。

早在盖伦时代之前，希波克拉底的弟子在吃螃蟹时，可能就已经注意到蟹奴侵袭宿主的方式和癌症发生转移的方式之间有相似性。

不管是以什么原因命名，古希腊文对患者症状的描述，看来很像子宫癌和乳腺癌。在天人感应的巫术信仰驱动下，一些医生会在病灶处放一只活蟹来治疗肿瘤。他们还建议用粉剂和药膏（有时是用蟹粉制成）或烧灼（能封闭溃疡）来治疗。针对患者体内的肿瘤，希波克拉底曾提出警告，最好不要碰它们："施以治疗，患者很快会死；不加治疗，他们反而能存活很长一段时间。"这个原则出自希波克拉底誓言的一部分：首先，不要造成伤害。

到了盖伦时代，言辞变得更加精确。盖伦的著作《在自然之外》（*Praeter Naturam*）整本书都是关于肿瘤的研究，包括恶性肿瘤的生长分类。他在书中写道，恶性肿瘤是"一种恶化的、硬化的肿瘤，可分为溃疡性与非溃疡性"。他总结，乳腺癌是最常见的癌症，尤其在绝经后的女性中更普遍。（与现代肿瘤学家的信条相矛盾，盖伦写道，月经规律的妇女不会得癌症。）盖伦在书中对子宫癌、肠癌、肛门癌、上颚癌也有所论述。像其他希腊作家一样，盖伦有时用 therioma 一词指代恶性肿瘤，该词有"野兽"的含义。"我们可以治愈早期癌症，但已经颇具规模的肿瘤，除了开刀，就没什么好办法了。"

中世纪的外科医师阿布·卡西姆·扎哈拉维（Abu al-Qasim

al-Zahrawi）也没有更走运。他说："当癌症持续了很长时间且已扩散，你就不应该再靠近它。我完全无力治愈任何一位癌症患者，也没看到别人成功过。"

现在，也没有什么不同。

*****

让人放心的事情是，我们知道：癌症一直存在，而这不全是我们自身的过错，我们可以采取一切预防措施，但是基因螺旋结构仍然有可能异常扭曲。基因螺旋结构形成异常扭曲通常需要累积几十年些微损伤——77% 的癌症患者年龄为 55 岁或以上。过去几百年，人类平均寿命在 30 岁到 40 岁之间波动。在化石记录中发现癌症，就像是目睹一只稀有鸟类。人们还来不及得癌症就死于其他原因。然而，尽管概率很低，在历史病例中仍有不少记载，我们几乎也可以想象出那些患者的痛楚。

伦敦之行结束后，我收到了自然历史博物馆寄来的有关撒克逊人遗骨的照片，骨架上的股骨肿瘤正是我曾希望查看的。此前我已经了解到这颗股骨肿瘤相当大——25 厘米长，27 厘米宽，但当我看到它像一颗篮球似的长在这具年轻尸骨的腿上，还是十分惊讶。肿瘤呈日光放射线状，病理学家视其为骨肉瘤的表征。这类肿瘤常见于青少年，因其四肢正在激素的诱导下生长，这进一步证明了在为数不多的癌症规律中，其中一条的正确性：细胞分裂越频繁，越有可能发生突变，巧合之下就有可能引发恶性肿瘤。骨肉瘤是如此罕见，人们必须通过梳理数万人的骨头才能找到一个病例。然而，古老的病例不断出现。

在铁器时代的瑞士人和 5 世纪西班牙西哥特人的骸骨上，都发现了癌症的痕迹。在德国南部的黑森林山脉，曾经挖掘出一座中世纪墓葬，科学家在墓葬中发现了被骨肉瘤摧毁的幼儿腿骨，肿瘤甚至侵蚀到了髋关节，眼窝内骨质增生说明患儿贫血，可能是癌症引起的。一份相关报告推测：该地区附近铅、银矿所造成的污染，可能是幼儿患癌的原因。癌症对孩子来说尤其难以承受，即使是一个 900 年前的孩子。作者用沉痛的文笔结束了这篇报告："肿瘤必定会给孩子造成痛苦的死亡过程。"报告指出，虽然当时儿童死亡率非常高，但如果能挺过前几年，他们就可能活到 40 多岁。但是患癌症的孩子不是这样，"即便挺过了高死亡率的婴儿期，他们的生命之火仍会熄灭"。

这可能促使我们更相信前文提到的原因——开矿引起的重金属中毒，但导致骨肉瘤的原因仍不可知。像现在一样，当时也几乎没有遗传性癌症病例，可以让人追溯到染色体异常问题。在现代，猜测对象暂时转向了经氟化处理的水，而更合理的诱因似乎是放射线——针对其他疾病的疗法，或暴露于通过核坠尘传播的放射性同位素（如锶 S-90）环境。锶位于元素周期表钙元素的正下方，与其性质相仿，可与骨头紧密融合。但通常来说，骨肉瘤的形成并无明显原因，这使得父母们不得不去了解这"如同陨石撞击般令人费解的问题"。

鼻咽癌也是一种恶性肿瘤，会影响鼻腔黏膜，并损害邻近骨骼，现已从古代埃及骸骨中发现了其痕迹。一名女性的脸已被全部毁坏，我试图想象她那艰难的人生之路。负责记录病例的捷克人类学家欧根·斯德鲁哈尔（Eugen Strouhal）观察到："巨大的肿瘤造成如此广泛的破坏，可见肿瘤生长经历了一个相对持久的过程。"另一篇科学文献描述了癌症病例的恐怖："病人似乎已经挣扎了很长时间，这必定伴随着疼痛及其他症状。倘若没有亲朋好友的帮助与照料，她是不可能活下去的。"

多发性骨髓瘤是一种骨髓来源浆细胞的癌，它可以在骨骼上留下印记，现已在一名中世纪女性的头骨中发现其痕迹。浆细胞是免疫系统的一部分，正常情况下，它们会产生名为免疫球蛋白的抗体。在多发性骨髓瘤中，恶性浆细胞无节制地增生，产生大量单克隆免疫球蛋白，正常多克隆浆细胞增生和多克隆免疫球蛋白分泌受到抑制。研究人员可以通过实验室检测这种单克隆抗体来确诊该疾病。

骨肉瘤、鼻咽癌、多发性骨髓瘤，都是原发性癌症。这类癌症导致人体衰弱不堪。迄今为止，大多数骨癌都是其他部位的原发癌转移而来的。化石记录中，这类癌症有较高发病率，并都具有毁灭性的破坏力。在埃及古墓、葡萄牙墓地、田纳西河流域的史前坟墓以及英国中世纪墓地中麻风病人的尸骨上都发现了骨转移癌。在伦敦塔附近的墓地，一具 31 岁女性骸骨被发现有转移癌的痕迹，她的墓碑上刻着："Ann. Sumpter，1794.5.25。"

2001 年，考古学家在俄罗斯图瓦共和国（唐努乌梁海）挖掘出一座距今 2700 年的古墓。当地曾生活着被称为"西徐亚人"的游牧骑兵，他们的领袖身着精美的黄金战甲，率军横扫欧亚草原犹如雷霆。科学家们从两块木制天花板挖下去，进入一间地宫，铺满黑色毡毯的地板上躺着一男一女两具骸骨，均身着皇家服饰，像恋人般蜷缩在一起。男子颈上挂着螺旋状金链，链上饰有各种野兽的图案——黑豹、野山羊、骆驼……在他的头部附近有一些头饰的碎片，上边绣有四匹金马和一头鹿，斗篷上点缀着 2500 多头金黑豹。然而，财富救不了他的命。他死时，似乎只有 40 多岁，骨骼上布满了肿瘤。医学专家对这些肿瘤进行了病理检测，包括利用电子显微镜手段。他们认为，根据造成损害的类型及扩散的模式，它们很可能是转移性前列腺癌。生化实验的结果显示出高浓度的前列腺特异性抗原（或称 PSA）。虽然这些实验可以产生各种假阳性，但这里的结论显然是真的。

转移性前列腺癌最早发现于 1 世纪罗马人被部分火化的骨盆上以及 14 世纪坎特伯雷某墓地的一具骨骼中。前列腺癌往往是成骨性的，会给骨架增加不必要的重量；而乳腺癌则是溶骨性的，会像蛀虫般啃啮骨头。在所有癌症中，前列腺癌和乳腺癌最喜欢破坏骨组织。根据病患的性别，一旦发现骨转移，首先要考虑的诊断就是前列腺癌或乳腺癌。

在智利北部的安第斯山脉，研究队伍挖掘出一具中年女性骸骨，她大约死于公元 750 年，患有溶骨性病变。木乃伊壳包裹着干瘪的尸体，以及其他财产——三件羊毛衫、一些羽毛、一把玉米穗、一把木勺、一只葫芦容器和一架金属坩埚。她没有西徐亚王后那样的死后哀荣。她的头发用一根绿线绑成一条长辫子，垂到背部。她的脊椎、胸骨、骨盆都有病变，颅顶部已经被癌细胞啃噬开一个 35 毫米、凹凸不平的洞。癌细胞已经肆意吞噬了其右股骨，她的右腿明显变短。

溶骨性病变也可见于男性。在阿根廷潘帕斯草原，研究队伍挖掘出一具晚全新世男性狩猎采集者的骸骨，在其身上发现了转移的溶骨性病变。男性也会患乳腺癌，但极罕见。肺癌也有可能留下溶骨性标记，但在香烟出现之前，这是极为少见的。对于该男子的诊断结果始终悬而未决，肿瘤学家称其为"原发灶不明"。

这几个星期，我一直在大费心思地寻找南希癌症的原发灶。这期间，前面的那些信息一直困扰着我。在人类已知癌症中，90% 为上皮细胞癌。这类癌症最常见是有道理的。上皮细胞癌形成于上皮组织，而上皮组织覆盖着身体有腔器官的腔面，并以皮肤的形式覆盖于体表。上皮组织长年累月地受到营养和代谢废物刺激，或暴露于风吹日晒之中，从而不断地衰老、死亡和脱落，基底层细胞不断增生以补充脱落的细胞。每一次细胞分裂都会带来基因复制错误——自发的或食物、水、空气中的致癌物引发的突变。因此，未经世事的婴幼儿罹患的癌症中，只有一小部分是上皮细胞癌。

谈到寻找古代癌症，原发癌几乎总是随着组织的分解一起消失。而那些已发生转移的癌症通常会先波及肺或肝脏，在骨骼中留下转移性标记前患者早就去世了。埃及的医学莎草纸文献记录了一些临床病例，模糊地提到了"肿块"和"侵蚀"，人们也在一些木乃伊中发现了"肿块"和"侵蚀"的证据。通过组织细胞分析，研究者在 1600 年前的一具木乃伊中，确诊了一例直肠癌，另一具木乃伊确诊了膀胱癌。此外，研究人员于一名生活于公元 300 年至 600 年间的智利孩童的面部，发现了一种罕见的肌肉瘤——横纹肌肉瘤。秘鲁的 2 名病理学家公布的一份报告称，通过对 9 具哥伦布时代之前的印加木乃伊进行研究，在其皮肤组织和骨组织里，发现了转移性黑色素瘤。在一场神聊中，他们引用了几句 18 世纪赞颂美人痣的诗歌，然后讽刺道："尽管诗人及其同代人都因一颗美人痣的魅力而燃起激情，但我们——240 年后的凡夫俗子——面对其中的任何浪漫都不为所动。它们除了麻烦，什么都没有带给我们。"

古埃及破坏性保存遗体的方式，可能摧毁了相当一部分古代癌症病例的证据。为了制备法老的木乃伊，令其可以通达死后的生活，第一步是去除其体内的大部分器官：通过鼻孔抽出脑髓；切开躯体，取出腹腔和胸腔内除心脏外的器官（心脏被视为人死后这段缥缈之旅的必需品），用在树脂中浸泡过的亚麻布包裹每一个器官，然后放回体内或放入卡诺匹斯罐①里。其中也可能发生一些其他的变化。为了减缓腐烂过程，他们有时把类似松节油的溶液作为灌肠剂，注入躯体来溶解消化道。

然而，经过防腐处理，肿瘤也可以被保存下来。阿拉贡王国费兰特一世（Ferrante I）死于 1494 年，享年 60 多岁，其尸体得到了较温和的处理。研究人员在其木乃伊化的躯体内发现了腺癌，已转移至其小骨盆肌肉。在其死后 500 年，一项分子生物学研究发现，费兰特一世调节细胞分裂的 DNA 编码出现错误——甘氨酸被译成了丙氨酸，这是一种与结直肠癌相关的遗传突变。研究报告推测，这也许是宫廷饮食的大量山珍海味造成的。又或者，如另一种推测所示，该突变是突然爆发的宇宙射线造成的。

*****

我数出考古记录中约有 200 例疑似癌症。正如对恐龙的研

---

① 古埃及人存放心脏的器具，一般用石灰石或陶土制作。——编者注

究一样，我想知道冰山一角之下暗藏的真相。木乃伊是罕见之物，而大多数癌症在骨骼上留下的证据也是被偶然发现的。直到最近，人类学家才真正开始寻找癌症——借助 CT 扫描、X 射线、生化分析，以及自己的眼睛。但是，他们永远不会看到在人类学家所称的"化石形成"过程中损失掉的线索，即使骨头上的线索，也会出现损失。在挖掘和运输骨骼残骸的过程中，癌症标志物会在不经意间被抹去。破坏骨质的溶骨性病变可能造成标本的破碎和消失。侵蚀、分解、啮齿动物啃咬，这些化石形成过程也可能引起转移性癌症的假象（称为假性病状），以及骨质疏松症和传染性疾病的可能性，这都是在做出诊断之前必须考虑的。但总的来说，古代癌症的发病率很可能被大大低估了，毕竟，大多数骸骨是不完整的。转移性肿瘤更可能出现于脊椎、骨盆、股骨、颅骨等，而其他部位则很少受到影响。没有人能知道，缺损了的那块骨头是否正好是癌变的部分。

为了消除不确定性，伦敦大学学院古病理学家托尼·沃尔德伦（Tony Waldron）试图弄清楚"考古学家预期中可发现的癌症应为多少"。首先，他必须估计古代原发肿瘤的发病率，无论多么粗略。研究对象很少，因此要干的活儿不多。看似可靠的最古老的记录来自英国出生和死亡登记局，记录了 1901—1905 年间居民的死亡原因。以此为基础，沃尔德伦综合考虑了各种癌症位于骸骨中的可能性。这些数字来自用现代手段对古尸尸检得出的报告。大肠癌的比例很低，只占 6% ~ 11%；胃癌也不高，2% ~ 18%；比例偏高的是乳腺癌（57% ~ 73%）和前列腺癌（57% ~ 84%）。

综合多方面的考量，根据死亡年龄，沃尔德伦计算出古老骸骨中癌症的比例：男性为 0% ~ 2%；女性为 4% ~ 7%。无论多努力，你能找到的古代癌症病例总归是稀少的——即使古代发病率与工业时代英国的比率一样高。为了测试其数字是否可信，沃尔德伦检查了 1729—1857 年间被安放在伦敦东区斯皮塔费尔德（Spitalfields）一个基督教堂的地下墓穴中的 623 人的遗骸。仅依靠目视检查，沃尔德伦只在女性骸骨中发现了一例癌症，在男性骸骨中一无所获。这一结果与他之前得出的古代癌症发病率相当，说明他之前的计算八九不离十。

接下来，沃尔德伦要做的是检测年代更久远、规模更大的人群：公元前 3200—公元前 500 年埋葬于埃及两个地点的 905 具保存完好的骸骨，以及公元 1400—1800 年储藏在德国南部某藏骨堂的 2 547 具骸骨（教堂墓地面积很小而且拥挤，尸体一旦发生腐烂，骸骨就会被定期取出储存起来）。借助 X 射线和 CT 扫描，慕尼黑的病理学家在埃及骨架中发现了 5 例癌症，而在德国的尸骨中有 13 例——这与沃尔德伦的计算预测相差无几。尽管古埃及、宗教改革时期的德国、20 世纪初期的英国三者之间存在诸多差异，但癌症发病率似乎大致相同。

自那时以来，世界已经变得更加复杂：人类寿命与香烟制造量同步飙升，饮食结构大大改变，世界充斥着人工合成物质，用于检查癌症的医疗体系变得更完备，流行病学家们仍在试图解开所有的谜团。然而，在这繁荣的表象之下，癌症发病率没有变化。这是在一个不完美的世界中，大自然给予多细胞生物的馈赠。没有强有力的证据表明，癌症发病率"基线"古今有何大不同。

我沉浸于古肿瘤学的奥秘时，曾和一位30多岁的女科学家朋友吃饭。她最近在接受乳腺癌治疗。和许多人一样，她怀疑现在癌症的发病率比过去更高。几个星期后，她发给我一篇最近刊登于《自然综述：癌症》（*Nature Reviews Cancer*）的文章的链接。文章中，两位埃及古生物学家总结道，在古代"恶性肿瘤是极其罕见的"。她所在的大学也发布了一篇新闻，作者之一罗莎莉·戴维（Rosalie David）给出了这样的说法：

在工业化社会中，癌症是仅次于心血管疾病的死因。但在古代，癌症极为罕见。在自然环境中，没有什么东西会导致癌症。因此，癌症必然是一种人为的疾病，归咎于我们饮食习惯和生活方式的污染和改变。

我们得出的癌症发病率是准确可靠的，因为我们已经对癌症的历史进行了全局性研究。我们研究的数据跨越了几千年，而不是一百年，案例数量充足。

互联网上"癌症是一种人为的疾病""治愈癌症：必须过上古人的生活"之类的新闻报道多如牛毛。我看过太多这类文章，难道没有新的证据澄清这一说法吗？所谓"自然环境中不存在致癌物"是绝对错误的，不然要怎么解释阳光、镭、黄曲霉素、肝炎病毒，以及人类乳头状瘤病毒？我不停地浏览大学网站，想确认是不是科学界有了新说法。完全没有。

这篇论文本身读起来倒很清晰、明确。但我一行行看过去，没有发现任何新东西。作者们引用的研究材料依然是我去年冬天发奋研读的，只是给予这些材料一些新的诠释。尽管对大多数古病理学家而言，200例意外获得的确诊癌症病例数字巨大，但另一些人却不这么理解，他们只看到这个数字的表面意义，便想象出一个曾经存在过的"田园诗般的、天下无癌的黄金时代"：儿童不会得骨肉瘤，中老年人也不会患乳腺癌、前列腺癌等任何我们今天担忧的癌症——一个未受现代冲击的世界。一种观点认为，癌症是生命进程中不可避免的部分，这种宿命论信念也许可以安慰人们的心灵。然而，相信人类因为自己的行为增加了癌症爆发的风险，似乎更能抚慰普罗大众的心。我们确信，拥有自由意志的生命创造的一切都能被解构。批判这些，我们至少还有一个罪魁祸首可以谴责。

这两种截然相反的观点令我犹疑不决，就像看到一位妙龄美女转眼间变成了歪鼻子女巫。因为可供研究的数据太少，人们可以任意解读，然后得出自己想要的结论。

思考着这个问题，我开始琢磨：我们到底发掘了多少人类骨骼？我请教的 3 位人类学家告诉我，多年来发掘的、可供全球科学家研究的古代和史前人类骨骼总数大概是 25 万具，不超过一个小城市的人口。这还要算上那些不完整的骨架，有些只有一块颅骨——早期人类学家认为只有颅骨有保留价值。而且这些标本，极少曾接受过仔细的癌症筛查。

据美国人口调查局某人口学家的粗略估算，到公元前 1 世纪，曾经在地球上生活过的人接近 500 亿；到了 1850 年，这一数字又翻了一番，达到 1000 亿。数字如此之大，让我惊讶不已。当今活着的人和已死之人一样多的观点不攻自破。

用 25 万具骨架除以 1000 亿人口，只能得到一个小得不能再小的百分比——几十万分之一。我们对古代癌症的所有知识，就是基于这样的样本量得出的，这就像罗夏墨迹测验[1]中的零星墨点，你可以从不同的角度解读它。

---

[1] 罗夏墨迹测验是著名的人格测验，通过向受试者呈现标准化的由墨渍偶然形成的图案，让受试者说出自己联想到的东西，由此确定受试者的人格特征。——编者注

第四章

异形入侵

CHAPTER 4

1868 年 10 月 9 日，墨尔本医院收治病人理查德（Richard J），医生诊断他为"风湿症，身体虚弱"，符合俄罗斯小说 [①] 以及医疗案例报告的描述。他很虚弱，换句话说，关节和肌肉有疼痛感，全身几乎都感到不适。他的胸腹部皮肤下方约有 30 个"豌豆到橘子大小不等"的肿块。他还长了两颗肿瘤，一个在肩胛骨之间，另一个在左大腿内侧膝盖上方约 10 厘米处。之后 5 个月里，他日渐消瘦衰弱，去世后，医生在显微镜下观察了他的肿瘤组织。

外科住院医师托马斯·拉姆斯登·阿什沃思（Thomas Ramsden Ashworth）描述他看到了"巨大且美丽的透明细胞"，其鲜明特点在他的脑海留下了深刻印象。由于当时癌症的频繁性与癌细胞的侵略性，他很好奇病人的血液是何模样，于是抽取了样本，结果惊讶地发现，在红细胞和白细胞间流动的细胞恰好与肿瘤细胞一致。血液样本是从健康的那条腿上的静脉血管中抽取的，而非明显已被癌细胞侵袭的病腿。那么，它们是怎么到达那

[①]　俄罗斯小说常以病人为主角。——编者注

里的呢？

这颗恶性肿瘤的身份无法定性。专门研究癌症的专家也从未见过这样的病例。而对医学史更具重要意义的是阿什沃思的最终观察报告："血液中的细胞与癌细胞形态相同，这一事实可能倾向揭示同一患者身上存在多个肿瘤的起源模式。"他充分考虑了肿瘤细胞有可能在病人生前或死后自发地在血液中形成的可能。当时，许多内科医生相信癌症通过分泌"致病体液"（Morbid Juices）扩散。但阿什沃思提出了原创性假设，即癌细胞自己已经找到了进入血液循环的方式，且能向远处转移。"有一件事情是确定的，那就是，如果血液里的这些癌细胞来自现有的癌变部位，它们势必已经穿越了循环系统的大部分障碍。"癌细胞从病腿转移到正常腿部组织，蓄势待发，继续生长。

直到 19 世纪，医生们才逐渐认识到癌症发病涉及异常细胞。希波克拉底曾称其为游走于全身的"转移感染"（Metastatic Affections）。但他把癌症和其他疾病归因于人体内四种体液（即血液、黏液、黄疸汁、黑胆汁）的失衡，而按照宇宙法则，这又对应气、水、火、土，以及热、干、湿、冷的原始属性。这些理论都是他因循以划分世界的连接点。中世纪时，盖伦（希腊解剖学家、内科医生和作家）也持"如果黑胆汁分泌过量，会产生凝块、形成肿瘤"的看法。

而直到 17 世纪笛卡尔厘清了新发现的淋巴系统和癌症的联

系后，人们才从上面概念的束缚中解放出来。这是一个重大的突破，不同于黑胆汁，我们可以观察实际存在的淋巴，但是挑战仍未结束。迷途知返后，内科医生们开始猜想肿瘤由腐烂的淋巴组成，而这实质上与黑胆汁凝块假想并没有不同。巴黎外科医生亨利·弗朗西斯拉·德朗（Henry Françoisle Dran）于 1757 年提出的观点则更接近现代观点。他说，癌症并非身体上某种普通的不适，而是在某个特定的部位形成，然后以某种形式通过淋巴管或血液转移，有时也会进入肺部。这种观点慢慢地成熟起来。后来认为，肿瘤转移灶受"刺激"后，通过淋巴系统来转移运输细胞。甚至据说神经系统也参与了肿瘤的形成——它发出信号到体内的远端，并引发该处形成同种类型的肿瘤。将癌症与麻风病和象皮病比较后，有的学者认为癌症可以在人体间传播，即认为癌症是接触性传染病。

到 19 世纪初，内科医生们已经注意到，从肿瘤组织中提取的"癌症体液"（Cancer Juice）中有微小球形物体。但当时显微镜分辨率还不够高，无法表明他们观察到的是生物细胞。借由改进的光学镜头，德国生理学家约翰内斯·缪勒（Johannes Müller）实现了质的飞跃。他在 1838 年出版的《关于癌症的性质与结构特征及令人困惑的病态生长》（*On the Nature and Structural Characteristics of Cancer, and of Those Morbid Growth which May Be Confounded with It*）一书中提出了与癌细胞理论十分接近的观点。他通过显微镜观察到肿瘤由细胞组成，但坚信它们不是源于其他细胞，而是源于一种被称为芽基的原始流体，并且芽基会在整个身体中流动。像他的同事一样，他仍然未能动摇肿瘤的诱人形象，仍视其为某种凝块。

缪勒的弟子鲁道夫·魏尔肖（Rudolf Virchow）信奉"一切细胞来源于以往的细胞"（所有细胞都生自其他细胞，包括癌变细胞）的论断，往前迈出了一步。但在解释癌细胞是如何穿过血管传播时，他踟蹰了。经过认真思考，他猜测这个过程很可能涉及肿瘤自身细胞的播散，但是他也发现通过"体液运输工具"（Conveyance of Juices）实现癌细胞转移的观点更加合理。魏尔肖还相信，所有癌症都产生于结缔组织，现在我们已经知道这个观点只适用于肉瘤，而肉瘤只占肿瘤病例的一小部分。19世纪60年代，德国外科医生卡尔·提尔施（Karl Thiersch）曾经质疑过这一想法，因为他发现癌症也源于上皮细胞。而且，他提供的一系列实验证据表明，肿瘤通过让肿瘤细胞从组织中脱离而传播，并转移到其他部位。然而，提尔施对癌症治愈率的论断却相当消极："癌症是不治之症；因此，如果碰巧有人得到了治愈，那他患的疾病一定不是癌症。"

在追溯这些最终形成现代肿瘤理论的各种观点的过程中，我惊讶地发现，很难找到一种可以让任何一个人都深信不疑的理论。很奇怪的是，医生们认为癌症是全身的恶性疾病，而不是局部疾病；诚然，癌症往往只有在散播至全身之后才会被发现。肿瘤致病体液的转移理论显得十分古怪而无知，但有一个真正的问题：肿瘤细胞在血液循环中穿行时，是如何穿过肺部微小的毛细血管的？答案直至今日仍然不是完全清楚。一如往常，科学研究中总是存在不止一种想法，在千百名科学家们"谨慎辩论"时，各种假想不断涌现。而另一类大胆冒险的科学家们，总结各种理论，并使之形成系统，因此名留青史，例如德国医生雅各·沃尔夫（Jacob Wolff）在《从古到今的癌症科学》（*The Science of Cancerous Disease from Earliest Times to the Present*）一书中进行了紧凑、精巧、细致的论述，此书从 1907 年开始出版了 4 卷，共 3914 页。其中，只有第一卷的引言是英语。他表示，读者"或许会权衡这部作品与普林尼的《自然史》孰轻孰重"。谁会想到会有怎样被遗忘的瑰宝，躺在这本书的某个角落呢？

当托马斯·阿什沃思观察到循环的癌细胞时，关于癌症转移的现代理论终于尘埃落定了。后来的研究表明，这些"移民"不会任意生根。1889 年，英国外科医生斯蒂芬·佩吉特（Stephen Paget）研究了数百个致命乳腺癌病例后发现，即使恶性肿瘤细胞可能很容易到达脾脏，但肿瘤通常最终都会转移到肝脏。显然，肿瘤转移不完全是随机事件：肿瘤转移期间，癌细胞恰巧被狭窄的毛细血管或其他障碍物阻塞，并在那里"生根发芽"。癌症的发展需要合适的环境，这让他想起了植物是如何在风的帮助下繁衍后代的。"植物结籽之后，种子飘散到四面八方。"他观察到，"但是，它们只有落在适宜的土壤中，才能生存与成长。"这已经成为众所周知的转移的"种子和土壤假说"：不同类型的"癌症种子"，喜好不同的身体组织。

虽然佩吉特的洞察力已经解释了肿瘤转移的部分难题，但人们仍觉得，没有什么比决定一种恶性肿瘤往哪里扩散的血管"布局"更加难以捉摸。这其中的机理显然是一个重要因素。从结肠到肝脏有一条直接的静脉通路，因此结肠癌最经常转移到肝脏。即使肝组织并未提供特别"肥沃"的条件，但它很快会被诸多恶性细胞吞没，而这其中少数恶性细胞碰巧能够迅速增殖。然而，其他的肿瘤转移更难以解释：膀胱癌细胞发生转移时，往往直奔大脑。

然而，佩吉特的实验结果还表明，要真正阐明肿瘤转移机理还需要更多努力。1980 年，伊恩·哈特（Ian Hart）和以赛亚·菲德勒（Isaiah Fidler）用小白鼠做了一个经典实验。首先，把来自不同器官（肾、卵巢和肺）的组织细胞移植到动物的皮下或肌肉纤维中，等待这些细胞在毛细血管中"生根发芽"，以便它们可以把其他外源细胞引入血液循环中。然后，他们再向小白鼠体内注射标记放射性同位素的黑色素瘤细胞，这样便可以追踪这些瘤细胞在体内的移动路径。虽然黑色素瘤细胞到达上述三个部位的可能性一样，但癌症最终仅会在肺和卵巢组织中发育。

　　我无意中发现，有一个视频较清楚地解释了肿瘤转移这个神秘的过程。视频中，在显微镜镜头下方，肿瘤边界那些不安分的癌细胞长得就像一簇簇小小的昆虫。虽然我心里清楚，这是在观察随机、无意识的过程，却仍情不自禁地认为这些"小恶魔"有一定的意图甚至情感。它们当中有些会怯生生地冒险从"家里"向外走一小段路，被外面的陌生世界吓了一跳后，多数肿瘤细胞会迅速退到群体的安全区域。偶尔会有几个特别勇敢的细胞向着某条血管匍匐前进，然而这种细胞能到达较远部位的概率是极低极低的。当肿瘤细胞从基质中分离后，通常会"恐慌"，并启动预先编程的"自杀程序"。这个过程称为失巢凋亡（Anoikis），源于表示"无家可归"的希腊词。一些肿瘤细胞显然已经进化出克服这一致命攻击的能力，但大多数肿瘤细胞最终到达血管之后，却会很快死在血液里——碰上血管壁时撞得粉碎，在一个不可逾越的狭道中被捏死，被好管闲事的免疫细胞发现、摧毁。危险如此之多！这使我想起了电影《奇异的航行》中，一小队医生乘着缩小的潜艇，在探索人类的血液循环时，面对着一个接一个的危险。我想起实验生物学家们费尽心力才使细胞能在培养皿中存活。一些研究表明，在血液里游动的癌细胞能让一群血小板（凝血细胞）包围自己，作为旅途中的"保镖"。又或者，如果在毛细血管内卡住了，某些肿瘤细胞可以"挤出"自己足够多的细胞质以达到"瘦身"的效果，成功挤过毛细血管。

无论这些肿瘤细胞怎样从"航行"中存活下来，它们仍然必须在下游找到一个"落脚点"才能生存下去。这个过程，生机渺茫，百不存一。在放射性标记的肿瘤细胞实验中，研究人员发现，经过24小时后，仅有0.1%的肿瘤细胞仍然存活，而其中小于0.01%的肿瘤细胞会进一步形成肿瘤。这个概率看上去似乎很令人欣慰，但在肿瘤播散出的众多种子细胞中，只需一个细胞，就能缔造出另一个恶性肿瘤。

细胞是如此挑剔它们的生存环境，以至于科学家们仍难以诠释肿瘤转移的机制。恶性细胞是如何决定转移去哪里的呢？对它们而言，什么才是决定适宜"土壤"的重要因素？与原位肿瘤组织相类似的组织无疑是最理想的，然而，一侧乳房上的癌细胞极少转移到另一侧乳房；同样的，一侧肾脏的癌细胞也很少迁移到另一侧肾脏。某些理论认为，在循环系统中游荡的癌细胞，往往在寻找着一个特定的地址———一个分子"邮编"，以便它能识别出那些癌细胞能在其中茁壮成长的组织器官。恶性肿瘤通常可以转移到多种组织中，并取得不同程度的成功。在一个肿瘤细胞的"达尔文式进化"中，其不同谱系可能进化出特定的遗传程序，让它们在大脑内存活，或者于肺部获得"新生"。原位肿瘤可能通过分泌特定的化学物质到达血液中，来帮助创建转移前的下游

"小生境"，那是一个更适宜后代生存的地方。甚至有人猜测，这些"旅行者"们可能随身携带它们自己的"土壤"——来自"原发地"的健康细胞们——这将有助于"开拓新殖民地"。

一旦癌细胞到达理想地点，就开始发生新的一连串事件。它们与"当地土著"（准备入侵的组织中的细胞）交换信号，动员组织细胞帮助其登陆。如果合作没有立即实现，这些"闯入者"可能潜伏数年甚至数十年，直到被重新唤醒。当它们终于建立了自己的第一个殖民地，有些癌细胞会转移到其他部位，甚至可能折回原发肿瘤那里，重新加入老巢附近的战斗。这种自我播散，可能有助于解释在外科医师自信已经完全切除肿瘤的情况下，癌症复发的原因。肿瘤转移——细胞从肿瘤中随意脱离进入血液循环——本被视为一个混乱、偶然发生的过程，其结果却精确得出奇，令人恐惧。

*****

除了血液，肿瘤"种子们"还可以走另一条路——淋巴循环。南希的肿瘤最早就是被发现于淋巴结。我已经快忘记在学校学的淋巴系统知识，只记得它是一种原始的、昆虫般的污水管道系统。它没有心脏地带，慢吞吞地循环流动着，通过沿途的淋巴结过滤掉从细胞缝隙中渗出的代谢废物溶液。通过收缩肌肉和渗透压的作用，淋巴系统与肩颈部静脉血管连接在一起，淋巴液也最终到达流淌的血液中。经过长期进化，淋巴系统还能输送一种被称为淋巴细胞的免疫细胞。当面对外来威胁如细菌、病毒、癌细胞等需要消灭的敌人时，这些细胞就聚集在淋巴结，同时它们的数量如雨后春笋般迅速增长。

当肿瘤细胞获得可以启动血管新生的能力时，就可以生长出自己的毛细血管，为这些恶性细胞谋得一个进入血液循环的新途径。肿瘤细胞还可以"学会"诱导淋巴管新生，创建与淋巴系统的连接。它们甚至可以发送信号到附近的淋巴结，让它生长出更多的淋巴管以适应即将到来的入侵。淋巴系统是身体免疫防御系统中的重要部分，却被肿瘤细胞逐渐同化。第一个迹象便是淋巴结内生长出一个肿瘤（细胞团），而淋巴结本来正是为了阻止这种攻击而设立的障碍。南希身上发生的显然就是这种情况，这也正是我们在一个如此美妙的秋日里坐在阿尔伯克基大学癌症中心的办公室里的原因。

与所有高科技实验检测技术构成强烈反差的是：南希的肿瘤细胞转移最终被以一种近乎中世纪的野蛮方法确诊，即子宫内膜刮除术：在没有麻醉的情况下，刮下子宫内膜细胞以供病理检查。为了帮助她忍受疼痛，护士让她咬了个压舌板。在漫长的等待之后，这个过程必须迅速完成。有人向我们介绍了一位妇科肿瘤外科医生，他是专科医生中的专家，也是该领域的后起之秀。他第二天要出差两个星期，为了尽快安排手术，实验室的工作必须准备好等他回来。手术结果到现在还让每个人都心生疑窦：来自子宫的细胞与那些在她右腹股沟淋巴结发现的细胞类似。

就疾病的恐怖程度而言，子宫癌是"不幸中的大幸"。迄今为止，子宫癌的大多数案例都是子宫内膜样腺癌——腺体组织的上皮细胞癌。与卵巢癌不同，子宫癌通常可以在早期发现，并且若恶性肿瘤没有越过子宫内膜，5年期生存率高达90%。反之，若跨越了子宫内膜，生存率会低一些。当子宫癌细胞转移到最近的淋巴结（称为前哨淋巴结，因为它们是对抗变异细胞的第一道防线）时，生存的可能性会降到45%；如果癌症已经扩散到腹股沟淋巴结（像南希这样），生存率则降为15%。但这些只是平均存活率。因为南希年轻，我们希望能得到更好的结果。她非常坚强，能够忍受"专制"般的疗程——"专制"这个词非常贴切，因为治疗手段与癌症一样具有侵略性：多轮令人作呕的化疗之后，紧接着是强烈的放疗，而在这之前最先进行的应该是切除手术。当然，这是子宫切除术，并且也切除并解剖了一些可疑的淋巴结。这场手术的目的，也包括探寻及切除任何癌症可能侵犯的其他组织。

手术定于11月初，仍有几周时间。可以想象癌细胞们在手术前的时间里持续不断地增殖，尝试新的突变组合。我们去找了一位律师帮我们起草遗嘱和医疗委托书。南希的幺弟乘飞机从东海岸来和我们会面。手术前不久的一天晚上，我们坐在一家泰国餐厅（为什么会记得这些细节，现在想想真的很奇怪）假装享受晚餐。吃饭的时候，南希说，她注意到左腿的腹股沟淋巴结上有一个肿块，那是她健康的那条腿。现在我回想起这件事情，想起了 1868 年阿什沃思的那篇论文——《有一件事情是确定的》。癌细胞通过淋巴系统已经转移到她身体的另一侧淋巴结，它们在那里找到了舒适的生长环境。

*****

在我学习肿瘤转移知识的时候，我想起了在南希患癌症之前的那些年，我们非常努力认真地把后院那干裂、垃圾狼藉、杂草丛生的小块土地打造成旱生景观花园。当时我选用干旱高山草甸原生植物造景，而非后来在凤凰城和拉斯维加斯见到的"简约旱生景观"中应用的碎石与仙人掌。我们从一小块地开始，清除掉灌木丛，播撒一包美得难以置信的野花的种子——这是在新墨西哥北部非常推荐的混合搭配。有科罗拉多眠雏菊、金原菊、河谷羽扇豆、沙漠羽扇豆、沙金盏、加州花菱草、香雪球、粉蝶花、满天星、矢车菊、金光菊、屈曲花、蝇子草、耧斗菜、松果菊、羽叶草光菊、金鸡菊、秋英、骨子菊、大滨菊、蓝花亚麻、红花亚麻、仙女扇、天人菊、飞燕草、宿根羽扇豆、草光菊、劲直钓钟柳、虞美人、美洲石竹和桂竹香等很多植物的种子。我们把它们翻耕进土里，任其自生自灭。

下雨时节，我们非常清楚地看到蓝花亚麻、松果菊和劲直钓钟柳开了花。它们开满花园，并且多年来在我们这块约 0.1 公顷、形状不规则的土地上找到了合适的位置。草光菊和羽叶草光菊都属于草光菊属，每季都会杂交。每个星期六早上，我们都会从苗圃回来，并且带回很多新的野花品种尝试种植。尽管我们很努力，但是有一些花不久就死了，而那些存活下来的将在秋天播种。风雨将陆续来临，我们会在意想不到的新地方发现劲直钓钟柳和松叶钓钟柳。我们为它们选择了生长的地方，它们以自己的方式茁壮成长。

有些原生于山麓的野花，沿着步道生长，生机盎然。然而，想要培育它们却几乎不可能，比如银叶、黄花的四脉菊（*Hymenoxys argentea*），小花如紫色星星的矮生福禄考（*Phlox nana*，当地称为圣达菲福禄考）。当地苗圃只成功培育出这些野花中的少数，而每年春天他们都有一张单子，记录将要尝试培育的新品种。经过多年的反复实验，我们终于为福禄考找到了一个有棵松树遮阴的地方，它开始勉强地生长。南希大学时主修生物学，她告诉我野花的一片叶子如何从顶端开始变化，渐渐地，形状和颜色也发生变化，直到开花。真的难以想象，形成叶子的绿色细胞会分化成五颜六色的花瓣。基因的开启和关闭以及阳光、温度、湿度等因素传递信号，告知植物何时开花。分化和发育以惊人的速度发生着。

更快适应环境的是杂草。圣达菲第一场夏雨之后，我们迎来了一种蓝绿色的垫状植物，本以为它是未鉴定的原生地被植物，后来才知道是藜科的地肤（kochia）幼苗，来自气候恶劣的俄罗斯大草原。气候干旱的新墨西哥州对这"移民"而言，就像一个热带天堂。这种矮小的植物迅速生长，长成难看细长的杂草。

另一种令人讨厌的欧亚大陆入侵者是霜毛婆罗门参（Western Salsify），最初我们以为它只不过是巨大的蒲公英，但很快就发现事情没那么简单。一天早晨，我们向邻居薇薇安展示初具规模的花园时，她发现了一株超过 30 厘米高的杂草，上面有个豆荚状的芽向外凸出，看样子快开花了。薇薇安大呼小叫着把它连根拔起，并建议我们见一株除一株。很快我们也知道了，这种漂亮的黄色花瓣几乎一夜之间就会变成一大团白色羽状的种子，每粒种子都极易存活，以至于霜毛婆罗门参会迅速蔓延整个院子，几乎可以消灭一切植物。这种传播是如此恶毒，以致我们忍不住想象：漆黑的夜里，霜毛婆罗门参爆炸破裂后释放出致命孢子。我们把这种豆荚状的芽想象成《天外魔花》中来自遥远星球的外星人，在地球着陆并慢慢侵略地球。我们戏称这种杂草为"外太空植物"。此后我学会了辨别这种幼苗，并且在它们还不到 1.5 厘米高的时候就除去它们。

　　这些事情是在薇薇安死于卵巢癌的前几年发生的。我在心里已经将杂草传播与癌症转移紧密地联系在了一起。但这也许是错误的隐喻。很久以前佩吉特就意识到癌症转移更具特异性。为了在特定的组织安家，就得磨炼自身，这是转移中的癌细胞与那些精致的野花的共同之处。当癌细胞找到了栖息之处并开始播散，这时它更像那些杂草的豆荚状的芽。

第五章

信息
疾病

CHAPTER 5

　　20世纪20年代末在得克萨斯大学的一个实验室里，赫尔曼·J. 缪勒（Hermann J. Muller）遵循遗传定律进行果蝇实验，首先提出癌症是一种信息疾病。遗传定律是孟德尔在修道院的花园里发现的。定律表明，豌豆植株的某些性状，例如花的颜色，可以在亲子代间按照可预测的模式传递。紫花是显性因子，而白花是隐性因子。如果豌豆从每个亲本那里遗传到紫色因子，其花为紫色。如果子代获得两个白花遗传因子，这个规则也同样成立。但如果一个遗传因子是白花，另一个是紫花，它们不会混合为淡紫色。这时紫色战胜了白色，所以子代花的颜色为紫色。以现代的观点解释，那就是存在一种与花色相关的基因——遗传信息的微观内核，并且有两种存在形式。因为果蝇的繁殖非常迅速，所以由遗传引起的表型改变可以在短时间内被观察到。红眼或白眼，刚毛笔直或是分叉，这些遗传性状就像二进制代码中的1和0一样，我们能沿着谱系追踪它们并绘制出来。

　　缪勒在学生时代就曾研究过，孟德尔定律有时会打出一张"怪牌"。例如，经过许多子代后，纯种的红眼果蝇会自发产生白眼的突变体，而且也可能出现其他类型的突变体。当时，DNA尚未被确定为基因的载体。DNA是一种双螺旋分子，含有缩写为G、C、A、T的四种核苷酸，组成生物体的遗传信息。如果其中一种核苷酸发生改变，其所携带的遗传信息可能会被破坏，引发突变或者基因沉默。几十年后，随着1944年奥斯瓦尔德·埃弗里（Oswald Avery），1952年阿尔弗雷德·赫尔希（Alfred Hershey）和玛莎·蔡斯（Martha Chase）等人的发现，以及1953年詹姆斯·沃森（James Watson）和弗朗西斯·克里克（Francis Crick）用纸板、金属片和线绳拼凑成双螺旋模型，这个理论才逐渐清晰起来。回顾历史，缪勒的贡献在于，他表明了无论基因是由什么组成的，无论它们如何工作，我们不必苦苦等待突变体出现。让果蝇暴露在X射线下，变异体即会出现。

　　大部分情况下，射线诱导的突变能导致果蝇失去生育能力甚至死亡。他推测，这也许可以解释为何射线能够如此高效地破坏快速分裂的癌细胞。早在1895年，威廉·伦琴（Wilhelm Röntgen）就在实验室率先发现了X射线，并很快将其用于癌症治疗。每一次细胞分裂的过程中，基因都会被复制。然而，X射线的能量能够穿透并破坏基因的微观结构，诱导致死突变，进而杀死细胞。此外，缪勒的X射线还可以创造出许多活着的突变体——白化突变、刚毛分叉或翅膀萎缩的果蝇。因此，缪勒认为，射线改变遗传物质的能力可以解释一种悖论：为什么杀死癌细胞的射线也会致癌？因为它同时将正常细胞转化成为恶性细胞。癌症虽然看似无甚组织，但细胞过度增殖其实可能是基因精确突变的结果。

自 20 世纪初，关于基因突变引发癌症的线索一直不甚明了，当时德国生物学家西奥多·博韦里（Theodor Boveri）一直在研究癌细胞奇怪的染色体。他推测，也许这些细胞被去除了某种"因子"，无论这种因子是什么，它都应该是一种控制细胞生长的因子，去除这样的因子后，细胞方能"无限增殖"。

癌细胞回到了类似"祖细胞"的状态，它们放弃了只有在"机体需要"时才复制的"公共义务"。癌细胞也曾经是身体组织中负责任的一员，如今却变得像一只头脑简单、固执的草履虫，正如博韦里所说的，它们的唯一目的就是任性地繁殖。甚至早在 1914 年，人类解码 DNA 的半个世纪前，博韦里就大胆预测，癌细胞回到类似"祖细胞"的状态，是因为"化学与物理干涉"损害了它的内部运作机制，却没有彻底杀死细胞。5 年后，受博韦里的启发，遗传学家托马斯·亨特·摩尔根（Thomas Hunt Morgan）和加尔文·B. 布里奇斯（Calvin B. Bridges）发现，哺乳动物的癌症极有可能源于体细胞中的基因重复突变。另一位科学家则认为，癌细胞是一种"新的细胞""它正在不断重复突变，然而，这个过程使其越来越偏离正常细胞"。这个论断既令人印象深刻又令人惋惜——它们曾经如此接近正确答案。

越来越多证据表明，放射性射线，如 X 射线，能引起突变。

从古罗马开始，人们便从沥青铀矿中开采和提取铀，并用作黄色色素，用以制造玻璃和陶瓷。无人知晓它有什么独特之处，直到1896年，亨利·贝克勒尔（Henri Becquerel）偶然发现包着不透明纸或用铝隔开的铀盐能使感光板模糊。起初，他认为是晶体吸收阳光，然后放射出可以穿透物质的射线。当意识到铀不吸收能量反而产生能量，放射出人看不见的光线穿透物体时，他一定感到了阵阵寒意。

十分奇怪的是，玛丽·居里发现，沥青铀矿即使在去除铀后仍保持放射性，而且剩余矿石的放射性比纯铀更高。那么，在岩石里一定有其他更具放射性的物质。她和丈夫皮埃尔·居里从中分离出一种新的放射性元素，并将这种新元素命名为钋，以纪念她的祖国波兰。这之后他们意外地发现剩余矿石仍具有很强的放射性。看来，还有某些东西隐藏其中，并放射出难以置信的射线。

"皮埃尔，如果这个世界上有一种我们做梦也想不到的物质，如果有一种物质不是惰性的，反而是活泼的，会怎么样？"这是在1943年的电影《居里夫人》中，由葛丽亚·嘉逊（Greer Garson）扮演的居里夫人的一句极具戏剧性和学术性的台词。在巴黎大学的一个通风橱里，居里夫人从成堆的沥青铀矿堆中提取到极微量的物质，并将其命名为镭。在这部电影的高潮部分，她和皮埃尔夜间来到通风橱，发现里面闪烁着奇异的光芒。这是一个真实的故事，正像电影里演的一样，没有删减或戏剧化处理。

居里夫人在她自己的著作中是这样描述的："我们的欢乐之一便是晚上走进工作室，看到装着实验品的试剂瓶和胶囊发出微弱的亮光。这景象真美好，而且对我们而言，这些都是新奇的。发光的试管看起来像是微弱的圣诞树小彩灯。"居里夫妇所目睹的，正是带电粒子穿过空气产生的光的轨迹，一种光学模拟音爆现象。

磷光物质（如硫化锌）与镭发出的射线相遇会发光。发现这种现象后不久，这两种物质的混合物就被用于生产夜光表盘。用这种混合物给数字上色是个艰巨的任务：数字 2 顶部向下的细钩需要画得很窄，而底部的基线需要再慢慢变粗；绘制数字 3、6、8 时也有同样的要求。因此，为了清洁刷子尖端并保证其尖锐，工人们被训练用嘴唇和舌头去润湿和定形刷子。我们先假定这些涂料是无害的，其中一些"表盘上色工"（在新闻报道中以"镭女孩"的名字走进人们的视野）曾用镭来装饰她们的牙齿、指甲和眉毛，这种装扮在万圣节一定很不错！然而后果是，人体将镭误认为钙接收进骨头，在骨头里镭放射出高速电子、α 粒子和 γ 射线，杀死或转化细胞，最终致使这些女孩罹患癌症。

这里又有一个悖论：居里夫人本人一直致力于推广将镭（像 X 射线一样）用于缩小恶性肿瘤的治疗。但这样一来，镭又会促使健康细胞产生肿瘤。1927 年，当"镭女孩"登上各大新闻媒体头条时，缪勒在文章里推测，X 射线诱导突变可能是它们可以诱发癌症的原因。如果是这样的话，那么镭放射出的童话般的亮光很可能会起到同样的作用。

　　早在无形的射线成为诱发癌症的"嫌疑犯"之前，医生们已经找到了一些痕迹，表明其他有形物质也可以诱发癌症。1775年，一位伦敦的外科医生发现，出现在烟囱清洁工阴囊里的"煤烟疣"，不是性病而是恶性肿瘤，显然是由于皮肤接触到煤炭燃烧后形成的黑焦油和粉尘引起的。后来，在加工石蜡和其他煤焦油分馏物的工人身上，也发现了相同的癌症。20世纪初，科学家们通过反复将煤焦油涂抹在兔子的耳朵上，诱导兔子患癌。据研究发现，煤焦油是由多种碳基化合物组成的古怪混合物，包括苯、苯胺、萘、酚。而在接下来的几十年里，科学家们发现，它们中的许多物质都能使实验动物产生肿瘤。对科学家而言，将致癌物用在人体实验中既不道德，也无必要，因为随着香烟产业发展，人们正在用自己做实验。

　　20世纪中叶，人们知道辐射既能引起突变，也能诱发癌症。人们还知道许多化学品也能诱发癌症，它们中有许多很快就被证实是诱变剂。它们通过改变DNA密码中的片段，从而改变细胞的遗传程序。20世纪70年代早期，科学家布鲁斯·埃姆斯（Bruce Ames）因证实普通果蔬中含有致癌物质而闻名于世。他提出了一个惊人论证。他不用果蝇，而用沙门菌作为实验对象，该菌株不能合成组氨酸，而组氨酸是其繁殖时所必需的。如果在培养基中加入一点组氨酸，这种细菌便会生长，直至耗尽原料，随即菌株死亡。埃姆斯发现，如果培养基中添加了致癌物，其中一些沙门菌将继续存活，扩增繁殖并长满整个培养皿。化学物质诱发的突变大概是随机的。虽然每个细菌基因组携带的信息很少，但有多达数十亿菌体，以至于某些菌体可能在突变中碰巧恢复了合成组氨酸的能力。

这一检测被称为埃姆斯试验（Ames test），一种快速粗略验证化学物质是否可能为诱变剂的试验。后续试验中，通过埃姆斯试验的化学品也在实验动物身上诱发了肿瘤。试验结果几乎可以确定，无论化学物质还是辐射能量，都可以改变遗传信息来诱发癌症。这一理论趋于完善，除了一个棘手的特例：有一些癌症似乎既非由化学物质也非由辐射射线诱发的，而是由病毒诱发的。

回想起来，这并不奇怪。存在于化学与生物交界处的病毒，只是一个遗传信息的包裹——用衣壳包裹起来的 DNA 或 RNA 序列。它们是如此简单的游离基因，有些只包含 3 个基因。像后来的网络病毒一样，它们渗透到主机（在这里，一个个细胞就是一台台生物计算机）中，并指挥内部机制运作。入侵者的基因被一次又一次地尽职复制和重新包装，随之病毒会将复制品扩散到其他细胞中，那些感染了病毒的细胞只能机械性地执行同样的程序，其生命失去了除复制之外的能力。

一些病毒以更复杂的方式复制自身。它们复制并直接将基因剪接进细胞染色体中，渗透并命令宿主加速复制，宿主细胞就这样变成了癌细胞。科学家佩顿·劳斯（Peyton Rous）在洛克菲勒医学研究所研究鸡肿瘤，他在 1910 年的报告中最早提出类似例子。他从长在普利茅斯母鸡胸脯上一团形状不规则的肿块中抽取出液体，然后注射到别的鸡身上。35 天后，第一只鸡死于癌症，第二只鸡也长出同类型肉瘤。这种肿瘤提取物能将癌症扩散到另一只鸡身上，证明肿瘤能在家禽间传播。这种传播媒介后来被证实是一种逆转录病毒，它携带着致癌基因进入健康的细胞。

病毒的 *Src* 基因能诱导鸡产生肿瘤，*Ras* 基因能使大鼠产生肉瘤，而 *Fes* 基因对猫科动物能产生相同作用，*Myc* 和 *Myb* 基因能诱发家禽产生血细胞癌，如骨髓细胞瘤和髓母细胞瘤（成髓细胞血症）。如果这便是研究终点的话，整个情况将很有条理。但事实并非如此，诱发癌症的原因，可以是化学物质或者辐射使原有基因突变，或者病毒偷偷地插入全新的基因（致癌基因）。这是改变遗传信息的两种基本方式。然而，真实的故事要有趣得多。

在劳斯发现鸡病毒的同时，科学界正在其他方向研究。癌症不会像传染病（如脊髓灰质炎）那样席卷人群，它只是零星地出现在人群中。即使是劳斯的鸡病毒，也只是在被注射到其他机体时才会传播。但尽管尽了最大努力，他仍不能将癌症转移到其他动物如鸽、鸭、大鼠、小鼠、豚鼠、兔子身上。除了非常近缘的普利茅斯母鸡，也很难在其他鸡中诱导出肿瘤。而且更值得注意的是，科学家们并没有在人类肿瘤中发现逆转录病毒。相反，他们发现动物基因组天然就包含 *Src*、*Ras*、*Fes*、*Myb*、*Myc* 基因。这些基因不是病毒"偷运"进来的，它们完整且无突变。这些基因的作用是控制健康细胞分裂，生物学家称这一过程为"有丝分裂"。

事情似乎是这样的：不断复制的病毒偶尔也会意外将无辜宿主的基因复制进自己的基因组。这个基因会在病毒中传递，并发生突变进而诱发癌症。但那都只是偶然事件。病毒在整个故事中只是局外玩家，这类基因只是偶然在病毒中首次发现。有些癌症可以直接由病毒侵袭引起，像人类乳头瘤病毒与宫颈癌，或者肝炎病毒与肝癌。但这些都是特例。更多情况是，原始的基因正安安稳稳待在自己的细胞中，突然遭遇随机突变，而这些突变由外在的致癌物质诱发，或因内部无端复制错误而被诱发。不管怎样，最终结果是基因的正常功能被扭曲，将细胞变成恶性肿瘤。这些能够"变形"为癌基因的基因称为原癌基因（Proto-oncogenes）。如果科学上发现这些基因真正功能的时间在发现它们可以导致细胞畸变之前，或许它们会被以其他名字命名。

通过进一步研究基因，研究人员发现了它们调节细胞生长和繁殖的机理。一些基因控制突出细胞表面的受体的合成，这些分子（受体）能对来自其他细胞的信号做出反应。当这些分子接收到信息时，它们会将该信息传递给自己内部的细胞核，从而激活细胞分裂成子细胞。如果发生基因突变，细胞可能产生太多的受体或上调受体的敏感度。敏感的受体在未受刺激的情况下也会给予细胞假警报，严重扰乱细胞活动。此外，还有些断裂基因会释放信息，促使邻近细胞分泌大量的生长刺激物。或者，在受刺激状态下，癌细胞可能会对自己的信号反应过度，疯狂地生长。

与 *Src* 相关的基因在结肠癌和许多其他癌症中往往发生突变。有缺陷的 *Ras* 基因出现在人类的各种恶性肿瘤中，如胰腺癌、结肠癌、甲状腺癌、黑色素瘤、肺癌。而将正常的 *Ras* 基因变成突变型 *Ras* 基因，只需要一个简单的点突变：G 碱基替换为 T、A 或 C 碱基，这只是千百个字母组成的信息中一个随机的"排版"错误。

在细胞分裂期间，若正常基因拷贝太多，就会发生其他类型的突变。重复的 *Ras* 基因常见于肺、卵巢、膀胱和其他器官的恶性肿瘤中。而部分缺失的 *Myc* 基因则容易导致一种儿童神经系统肿瘤，即小儿神经母细胞瘤。一些突变甚至更加"扭曲"：染色体可能断裂，并与另一条染色体相连，将两个之前很遥远的基因并排放置在一起。伯基特淋巴瘤（Burkitt's lymphoma）的成因，就是这种突变，即将 *Myc* 基因放在一个"专横"的陌生基因旁，从而"驱使" *Myc* 过表达，大量产生诱导细胞分裂的信号，进而导致细胞不断分裂。

有一种可怕的可能，即一个简单突变就足以让一个基因过表达，从而引起致命的肿瘤。然而，致癌基因并非都能运用如此巨大的能量。研究人员发现，将一个甚至两个致癌基因引入细胞中，不足以诱发细胞癌变，除非这个细胞已经积累了一些缺陷。生命系统是一个陀螺式的平衡体，在生命系统中，来自一个方向的极端力量往往会面临反方向力量的抵消。20 世纪 70 年代是研究致癌基因的 10 年，而到了 80 年代，科学家们开始发现抑癌基因，这些基因的作用是减缓细胞快速分裂的过程。

和原癌基因一样，生长抑制基因也是细胞正常程序的一部分，它们也是在一些癌症病例中被发现的。视网膜母细胞瘤（Retinoblastoma）是特征为眼部感光细胞生长失控的儿童癌症。第一个病征可能是给孩子拍照时，孩子凝视相机闪光灯的眼睛中发出怪异白光。如果及早发现，这种癌症可以通过化疗、放疗、激光手术或摘除眼睛来治疗。如果错过治疗期，染病后果非常可怕，不断扩大的肿瘤会将眼睛从眼窝中挤出。19 世纪的教科书中收录并展示了这一可怕疾病的图片。这些情况仍然发生在发展中国家的穷人身上。*Rb*（Retinoblastoma 的缩写）基因突变后，失去了遏制细胞过度生长的能力，癌症就此发生。

虽然 *Rb* 的命名方式和其他许多偶然发现的基因一样，但其功能却不仅仅是抑制视网膜母细胞瘤。科学家们着手寻找，并发现 *Rb* 基因遍及全身，但在膀胱、乳腺和肺部肿瘤中，它们不是缺失就是残缺。不同于致癌基因 *Myc* 和 *Ras*，*Rb* 基因这样的生长抑制基因，是因其缺失而引人关注。因为我们的染色体来自父母双方，所以基因都是成对存在的。在单个细胞中，只需要一个致癌基因便能引起麻烦。对于 *Rb* 这样的抑癌基因来说，必须去除两条染色体上的等位基因才能诱发癌症。如果只有一个基因丢失，另一个基因仍会起到弱化的抑癌作用。

许多功能相似的基因陆续被发现，如 *PTEN*、*apc*、*vhl* 和 *p53* 等。"肿瘤抑制基因"又是一个为了推动世界前进而诞生的笨拙名字，来自东西只有在坏掉时才引人关注的人类本性。如果你戴着绝缘手套，从老式收音机内插槽中拔除发热真空管，扬声器中会释放一阵尖锐的爆破音。第一次遇到这一现象的人可能会把真空管称为噪声抑制器。实际上，收音机电路复杂得多，肿瘤抑制基因也是如此。一些抑制基因的作用是产生受体，接收相邻细胞发出的阻止越界的抑制信号。其他基因编码的酶可以拦截生长刺激基因的指令。细胞分裂的节奏是由细胞周期时钟的分子齿轮控制的，而且肿瘤抑制基因也参与了计时。

肿瘤抑制基因中的一员——*p53*，处于信号转导通路的核心，调控细胞的生命周期。如果一个人要得癌症，那就必须抑制 *p53*。如果一个细胞受损且分裂得太快，"外部传感器"会从拥挤的邻近细胞处获得"警告信号"。内部传感器将检测到化学物质的失衡或破损的 DNA。如果出现紧急情况，*p53* 会干涉细胞分裂过程，放缓细胞时钟的节奏，让 DNA 进行修复。校对酶开始扫描基因组，如果 DNA 其中一条链已经受损，另一条链可以作为模板，修复受损的 DNA 链。受损部分将被切除，并用重新合成的正确 DNA 序列替换。

如果 DNA 修复失败，且其他措施都不能挽救一个失控的突变细胞，*p53* 就会启动程序性细胞死亡或凋亡。名词凋亡（apoptosis）源于希腊语中描述落叶的词。胚胎发育成幼体时，会产生比它所需更多的细胞。凋亡是胚胎清除过剩细胞的手段。手指和脚趾之间的蹼凋亡剥落，神经元团也被雕琢成会思考的大脑。细胞凋亡不只是大型"细胞爆炸"，而是一个复杂的过程。在这个过程中，死亡信号引爆"分子炸弹"——类似于策略性放置的"深水炸弹"，细胞核内爆；细胞骨架碎裂；微小残余物被其他细胞吞噬，一个潜在的肿瘤就此消失。

通过随机突变，一些细胞学会了阻挠或忽视死亡信号，然后不断自我复制。正常细胞只能分裂 50 ~ 60 次，这一原理被称为"海佛烈克极限"（Hayflick Limit）。这个次数是由覆盖在染色体末端的端粒（Telomeres）决定的，每次复制完端粒都会变短一点。端粒一旦短到某种程度，有丝分裂就会停止，然后衰弱的细胞就会被清除。有些细胞（如免疫系统中的细胞）必须反复分裂，所以它们会合成端粒酶，这种酶能一直把端粒黏在染色体的末端。癌细胞也学会了这一招，通过反复试错，获得了所需信息来合成端粒酶，因此可以无限复制。

这些癌细胞及其后代具备了最接近永垂不朽的特性，数目呈指数增长。每次细胞分裂都在其谱系生成一个新的支系。这些旁系分化出更多的支系，每个具有众多分叉路径的谱系都在不断积累着突变。这些细胞"宗族"具备不同的习性和生存技能，以便竞逐主导地位。

生长演变让肿瘤获得了更多的癌变手段。它们利用蛋白酶侵蚀溶解健康的组织，而细胞黏附分子将不断变大的肿块固定在适宜位置。当信号发送至健康细胞，并动员它们攻击正常组织时，癌细胞的入侵便进入了一个全新的水平。成纤维细胞服从地合成蛋白质，为肿瘤提供了结构性支持。肿瘤召集分布在循环系统和淋巴系统内侧的内皮细胞，来帮忙生成血管，滋养自身，并为转移提供途径。巨噬细胞和其他炎性细胞本来是聚集起来抗击入侵，最后反而被说服去帮助癌细胞扩张——产生刺激血管、淋巴管和更多恶性组织生成的物质。这里又存在一个关于癌症的悖论。上述这些"全副武装的装备"通常被用来治愈伤口、除去旧的病变组织并替换成健康的新组织，现在却恰恰相反，全都转变成助长恶性肿瘤生长的因素。

所有这些机制如此紧密地交织着，以至于很难辨别出在哪里结束，又从哪里开始。癌细胞正在做什么？它的奴仆们正在做什么？肿瘤一度被认为是同种恶性细胞的团块，现在却被比作器官，甚至是环环相扣的系统。但是这里面有一项关键性的区别：器官与其他器官建立网络联系，每个器官都发挥着一个既定的作用；而肿瘤却不断尝试着独立，就好比一颗不守本分的肾脏，一心想挣脱束缚，开始过自己的生活。

"心脏细胞如何接受自身命运？"

CHAPTER 6

说起来令人悚然——胚胎非常像肿瘤，以至于女性妊娠早期就像恶性肿瘤的侵袭。卵子一旦受精，就会沿着输卵管向子宫运行，并不断进行细胞分裂，几天后成为一个由几十个相同细胞组成的球状物，然后这些细胞分化成两部分：外层成为胎盘，内层形成胚胎。

这个不断长大的细胞实体（称为囊胚）在与子宫壁交换信号后，准备让自己着床，即成功妊娠的下一步。为了打开一个口子，蛋白溶解酶会溶解掉子宫内膜的表面。囊胚植入（胚胎学家称为侵入）过程中，细胞黏附分子会帮助囊胚，确保其紧紧吸附。通常情况下，这样的入侵者会被当作外来组织拒之门外，但会有信号传给免疫系统，寻求其合作。如果一切按计划进行，囊胚会成为胚胎，并刺激血管生成以对接母体血液供应。妊娠过程中分子相互作用的每一步，都与肿瘤形成过程中的分子相互作用类似。

随着占领的持续进行，胎儿内的细胞会展开一场精心策划的转移。首先，它们分裂为内、中、外三个胚层；之后，这三个胚层的细胞各自出击，转移到新位置。它们一边移动，一边分化，形成骨、软骨、真皮层，并以神经和血管贯穿其中。最初"白板"般相同的全能干细胞，逐渐发育成特定的体细胞。这一过程没有总的监督机制，每一个细胞都包含了整套基因组。随着细胞转移的继续，基因以不同的组合形式开启或关闭，产生独特的蛋白质组，给细胞们以身份。内胚层细胞形成消化道和呼吸道黏膜、肝脏、胆囊、胰腺；中胚层细胞形成肌肉、软骨、骨骼、脾脏、静脉、动脉、血液、心脏；外胚层细胞形成皮肤、头发、指甲、神经嵴，而神经嵴会发育成神经系统和脑。

　　肿瘤是在随机突变中形成的，而胚胎是按计划发育的。但生物学家研究得越深入，发现的相似之处就越多。随着胚胎的发育，紧密连接的上皮细胞为了移动到新位置，必须挣脱彼此之间的吸引力，成为游离状，称为间充质细胞。到达目的地后，它们又变回上皮细胞，重新组合成新组织。这个过程称为上皮－间质转化（EMT）。伤口愈合过程中，距伤口较远的细胞被分配来修复伤口时，也会发生上皮－间质转化。于是可以很自然地想到，癌细胞可能会想方设法采用上皮－间质转化作为转移手段。而强有力的证据表明，它就是这么做的！上皮细胞癌是最常见的癌症之一，来源于上皮细胞的变异。它们会临时改变身份，借此更容易地在人体内扩散。在转化期间，它们甚至可以获得类似胚胎干细胞的特性，能大量复制并产生新肿瘤。癌细胞没必要通过随机突变而偶然发现这些"变色龙"才能。这个遗传程序早就埋在基因组里，好像一本被遗忘在书架上的书，只需重新阅读即可。

为进一步了解生命和"反生命"的复杂过程，一天早上，我驾车到阿尔伯克基市，去参加发育生物学协会的年会。发育生物学的精髓在于，篡改那些在胚胎发育中起作用的基因，由此观察基因与胚胎畸变的关系。通过对昆虫、蠕虫、鱼类和其他实验动物进行实验，生物学家们正在慢慢拼凑出从受精卵成长为完全成体的完整步骤。就像琥珀中的蚂蚁一样，同样的细胞过程穿越进化的重重岔道，保存、流传了下来。若激活时间有误，它们可能会导致人类的癌症。

前一年的会议之后涌现了大量新成果，本次年会为了将其全部讨论，只能同时进行几个会议。"器官形成""发育中的时空控制""分支和迁移""不对称的产生"等，真是一场奇思妙想的盛宴。我串了几个不同的会场，片段化地听了一些最新报告，主题涉及可调控斑马鱼肝脏发育基因或海鞘脑部发育的基因，以及确保小鼠胚胎气管与消化道精准分离的基因；我还了解到线虫（*C.elegans*）的性别是如何决定的、细胞凋亡（程序性细胞死亡）如何塑造了果蝇的生殖器，等等。也有人讨论两栖动物和涡虫如何再生截肢的部位，并推测为什么哺乳动物无法做到这一点。

许多调控发育的基因首先发现于果蝇。它们发生突变或缺失时会导致畸形，因此得名"无翅基因""卷毛基因""平滑基因""有斑基因""凌乱基因"等。刺猬基因（Hedgehog）如果发生突变，会导致果蝇幼虫腹部意外地长出刚毛（人类的刺猬基因参与毛囊中长出毛发的过程，暗示了有可能通过基因疗法来治疗脱发）。而 snail、slug、twist 这三个基因，则参与了上皮－间质转化的循环调控。

随着科学家们发现了更多的变异体，它们的专名就更混乱了，如刺猬基因之后有了沙漠刺猬（desert hedgehog）、印度刺猬（Indian hedgehog）、音猬因子（sonic hedgehog），边缘基因（fringe）之后很快新添了狂躁边缘基因（manic fringe）、狂热边缘基因（radical fringe）、极端狂躁边缘基因（lunatic fringe）等。这些基因相关的发育缺陷令人心碎，很多人在面临这类诊断结果时，对这种可笑的命名法感到不适。一位医学研究员这样说："这种奇特的幽默感……往往不好笑，因为你要告诉那些面临严重疾病或残疾的人，他们自身或者他们的孩子身上有基因发生了突变，而这个基因叫什么'音猬因子''蛞蝓''神奇宝贝'（Pokémon）之类，对方肯定笑不出来。"曾有人提议将一种癌基因命名为"神奇宝贝"，但神奇宝贝游戏制造商任天堂威胁说要提起诉讼，最终该名撤销，代之以 Zbtb7（这个新名字显然不那么容易唤起人们的情感）。

当世嘉公司的电子游戏角色"刺猬索尼克"[①]（Sonic

---

① "刺猬索尼克"的英文名直译即为"音速刺猬"。——编者注

Hedgehog）被生物学家挪用了名字时，该公司没有提起诉讼。即使该公司有意诉讼，也为时已晚。音猬因子发现于 1993 年，此后迅速跻身动物发育中最重要的基因。最早的迹象出现在 20 世纪 50 年代爱达荷州山区的羊诞下的畸形羊羔身上。其中最可怕的情况是羊羔前额正中只长了一只眼，更多的情况是大脑未完全分成左右半球。经过三个夏天和羊群的接触，农业部的一位科学家发现了原因：干旱促使羊群走到山上的更高处，在那里吃了加州藜芦（*Veratrum californicum*）。实验证实，怀孕的羊吃了这种植物后会生下独眼羊。这种植物中有诱变效果的化学物质被分离出来，并被命名为环巴胺。生物学家后来发现，环巴胺的作用机制在于抑制音猬因子的信号。（羊在荷马史诗《奥德赛》中也发挥过作用：奥德修斯及其手下探访"独眼巨人岛"时被困山洞，一个接一个地被独眼巨人基克洛普斯吞吃，直到奥德修斯用自制的矛刺瞎了巨人的独眼。最后，他和手下们把自己绑在基克洛普斯的羊群腹下，才得以逃离。）

在阿尔伯克基一个又一个会议中，音猬因子的身影都有出现。它开启了一个复杂的分子级联反应，即生物学家所称的 Shh 信号通路，其中涉及 Patched 基因、Smoothened 基因及其他许多基因。在哺乳动物中，音猬因子介导了身体和大脑的左右对称发育、骨骼系统和神经系统的发育、骨骼和肌肉的连接以及表皮系统的发育。可以扰乱这些作用机制的不止环巴胺摄入。正在发育的胚胎中，突变也可以抑制音猬因子，产生一种叫前脑无裂畸形的人类畸形病例。正如那些畸形羔羊，婴儿的大脑不能适当地发育为两个半球，还可能出现只有一个鼻孔的鼻子，或者只有一颗门牙（正常是两颗）的嘴巴，或者最严重的情况，即出现一只长在脑门中央的眼睛，像头灯，又像独眼巨人。胚胎发育过程中，很多事情必须正确进行——在适当的时间和位置产生、传播及接收适当浓度的化学信号。很多时候实际上出错了，但我们没意识到。据估算，每250个早期胚胎中，就有一个有前脑无裂畸形。这些妊娠最后通常会自然流产，因此16000个新生儿中，只会有1个出现这种缺陷。这些婴儿大多数会死亡，但那些症状较轻的婴儿可以存活数年。

音猬因子信号通路受抑制会诱发先天畸形，而异常激活则会导致儿童和成人形成恶性肿瘤，例如一种叫作成神经管细胞瘤的大脑肿瘤，以及最常见（通常无害）的人类肿瘤基底细胞癌。这些皮肤肿瘤生长缓慢，皮肤科医生的门诊手术就可以轻而易举地将其切除。但对痣样基底细胞癌综合征患者而言，极度活跃的音猬因子信号通路可诱发数百个恶性肿瘤。有研究发现，含有环巴胺的药膏可以抑制此类肿瘤的生长，并且美国食品药品监督管理局（FDA，后面简称"美国药监局"）已经批准使用另一种音猬因子抑制剂进行治疗。

一个上午的会议讨论让我感觉非常疲惫（frazzled，这也是一个基因的名字），于是我决定安静地走一走，看看海报。科学会议已经形成的一个传统是，放置一排一排的软木公告板，科研人员（通常是硕士生和刚毕业的博士）可以在上面钉上大张海报，图文并茂描述自己的实验成果。数年前，我混迹神经科学会议时，就是靠漫游海报阵认识了一个新世界。此时，我再次发现自己沉浸于令人兴奋、但有时又令人迷惑的新领域中。当天下午，有 148 张海报是关于发育生物学的，并且很多研究者都随时准备详细介绍自己的海报。

我沿着其中一条过道往下走，为了避免被强迫听讲解，我逗留在一个看上去没有人主持的海报前，其题目是"参与神经发生过程的新转录因子"。"我给您介绍一下我的海报，好吗？"一个年轻女人突然出现在我面前。我从她的名牌上得知，她叫艾玛·法利（Emma Farley），来自伦敦帝国理工学院。我通常更愿意独自死磕海报，但是她的热情实在难以抵挡。她从海报左上角开始解释：有一种分子叫 Dmrt5，包含锌指蛋白结构，该分子可能在大脑的成熟过程中有助于调控遗传开关。她的实验对象是小鼠和鸡。我尽量跟紧她的思路，她也会不时看我一眼，看我能否理解——她不确定应该把这个介绍难度调整到什么级别。

"您研究什么动物？"她终于问我。果蝇、爪蟾、线虫……有这么多的可能性。我告诉她，我是一个科普作家。她立刻把难度降了好几级，直到我了解了其中的要点。我很感谢她的耐心，于是走到大厅，坐下来用电脑搜索了锌指蛋白、Dmrt5、艾玛·法利等关键词，看到她曾经因其早期的一版海报内容获奖。我一块一块地拼凑出了她的研究"地图"。

遇到奇特的新词后，大脑仿佛会为之萌发出受体。我继续浏览海报，许多几个小时之前还不熟悉的术语一次又一次地向我袭来。如果不理解发育，我们就无法理解癌症。而且，令人惊讶的是，上次会议过去仅仅一年，科学家们竟累积了如此多的新知识，海报的标题都充满古怪的术语：《Fat-Hippo 信号转导通路介导调控果蝇视神经上皮细胞的增殖与分化》（在机体发育期间，Hippo 基因参与调控器官的大小，并且与某些癌症有关），《Fox1 和 Fox4 在斑马鱼体内参与肌肉特有的剪接调控，是心肌和骨骼肌功能所必需的》（当 Fox1 和 Fox4 发生突变，也会诱发恶性肿瘤）。为了吸引参会者，偶有海报会出现异想天开的标题：《1+1=3》探索了植物生长中两种激素的协同关系，《我的尾巴去哪了？》是关于智利鸽[①]（Columba Araucana）的，这种鸟类的突变会影响其尾骨发育。

我那天看过的所有海报中，有一个令我印象最深。我当时正走在另一条海报过道里，左右两旁全是各种标题，这时，几个小

---

① 原文为 Araucana chicken，有误。应为智利鸽，鸠鸽科中的一种。——译者注

字止住了我的脚步："心脏细胞如何接受自身命运？"如今，我知道"细胞命运"是一个科技术语而非哲学术语，这个词是指那些完全分化的细胞，这种细胞里，特定的基因模式已经激活，促使细胞变成了皮肤细胞、肌肉细胞或是脑细胞。这项研究的实验对象不是人类的心脏，而是低等动物海鞘的心脏，然而这些文字仍然响亮得像一首诗。

*****

距这个会场约 2 千米的地方有一所大学医院，不久前，我和南希到那报到，准备让她做手术。癌细胞反抗自身命运，期望得到更多。南希得知自己的肿瘤位于子宫内，就更加感到苦楚。滴答作响的生物钟，已经变成了一个威胁生命的定时炸弹。

那天的开始，我们有些倒霉。医院前台接待员粗鲁无礼，没意识到与她说话的这位安静有礼的女性患有癌症，可能来日无多；或者，不是没意识到，只是毫不关心。负责住院手续的工作人员很友好，但抱歉地表示，没有空病床了。该医院像航空公司一样，故意超额预订。这或许不可避免，毕竟这是一家大型医疗综合体，同时也是州创伤中心。不管怎样，南希会以"漂浮者"的身份进入这家医院的信息系统——暂时没有床位，直至手术后什么时候有了空床位，才能安排入院。那个负责住院手续的工作人员或许不知道，"漂浮者"是警察的一句黑话，指在湖里发现的脸朝下的尸体。

那天早上，我再见到南希时，她正躺在轮床上，接受术前准备。她接受着这一切，是多么勇敢！在一位护士的现场督导下，一位实习护士给南希做了静脉采血。但她下针位置偏离太远，刺穿了一根神经，后来，手术伤疤愈合以后，这个神经的损伤还长期存在着；但那天早上这好像只是一件小事。然后麻醉师和手术师相继到场，说了些安慰话。再之后，那道双开门打开了，我的妻子被推进了手术室。

那是 11 月的第一个星期五，上午 11 点 30 分。医生告诉我们这会是一个漫长的手术。我在偌大的等候区一个安静的角落找了一把椅子；坐厌了，就走到过道里，另寻座位坐下。两个小时过去了，三个小时过去了。我不想走得太远；外科医生或者助手随时可能出来报告情况，走远了会错过。我祈祷着，假如祈祷这个词的意思就是脑子里强迫症般地不断重复恳求的字眼。我心中唯一的神是爱因斯坦的定律——支配质量和能量在时空扭曲中展开的定律（$E=mc^2$）。我自己的时间仿佛变慢了，我于是想到了科学创世故事的奇异之美。在很久以前的地球上，原子是如何结合在一起，形成形状大小各异的分子；这些微小的物质是如何相互碰撞，结合成数不清的组合，直到某时某刻，出现了一种可以自我复制的物质；游离的原子是如何黏附于其角落和缝隙，从该"模具"上剥离出一个与之相同的微小结构。于是，这个过程不断重复，物质一次又一次地产生新物质，直到地球上蔚蓝大海中的某处，这个可以自我延续的机器陷入一个微小的膜泡。就这样，祖细胞诞生了。它不断分裂，将自身复制给子细胞，子细胞又继续自我复制。一直以来，细胞内的分子都在发生微妙的变化，即发生自发的突变，或者由于地球的放射性本底而发生突变。但在出现的新细胞中，有些繁衍能力更好，能更快地接近食物或远离危险。生命的"原始汤"中一定出现过一些类似癌细胞的东西，它们野蛮且邪恶，以牺牲其他细胞为代价来繁衍。然而是那些能够聚集、合作的细胞形成了多细胞生物，进而产生植物群、动物群和地球上的其他生物。这些精致的集合体内，偶尔会有一个细胞回归到原始的狂野状态，比如南希体内的情况。

浮想联翩中，下午变成了晚上，仍然没有任何消息传出。我一定是走遍了未上锁的楼层内每一个过道的每一寸地面。我惊讶于没有医院员工证件也能如此容易地随意走动。我走到外面，护工等工作人员站在那里吸烟；我走过急诊室，那里有急救车送来的各种刀伤、枪伤、车祸伤的患者；我回到楼上，又在手术室门口坐下来。我拿出电脑，试着投入平常的工作——写一本我正在写的书。这书是关于亨利埃塔·勒维特（Henrietta Leavitt），她在 20 世纪早期发现了某些恒星闪烁的规律，后世天文学家以此为基础，计算出遥远星系到地球的距离。她生前没有子女，后来死于胃癌。不久，南希的弟弟来了。地球继续旋转，外面变得漆黑。自助餐厅关门了，灯也关了。我们被赶到一个过道里；除了我们，就只有一家人在那，他们在等着另一个人的手术结果，那台手术时间也很长。

晚上7点30分，南希被推进手术室8小时后，她的外科医生终于出来了，口罩松松地挂在脖子上（这是他们的日常）。这个手术称为改良根治性子宫切除术——医生切除了她的卵巢、输卵管、子宫。子宫内的肿瘤（导致整个事件的罪魁祸首）已经侵入子宫内膜约3毫米深，并开始扩散到宫颈上端。癌细胞从宫颈转移到一根圆韧带（这是起固定子宫作用的），接着，在向右侧腹股沟转移时占据了周围组织——这里出现了淋巴结肿胀。此后，以右侧腹股沟淋巴结为据点，癌细胞入侵皮肤，经由淋巴系转移到她左侧腹股沟的淋巴结。盆腔也出现了肿大的淋巴结，其中有两个淋巴结与一条血管非常接近，这非常危险，但现在还不清楚这两个淋巴结有无癌变。所有病变和可疑的组织都已切除，样本则被送去做活检。

情况似乎很不妙，但还是有很多好消息的：没有迹象表明癌细胞已扩散到临近子宫的器官，如膀胱、直肠。癌细胞也还没学会如何入侵血液系统。手术过程顺利，不需要输血。南希失血仅300毫升，也就是一杯多一点儿的量。几天后，医生在打印的报告中写道："并发症：无。"

　　医生把我们带到康复室，南希躺在那里，正处于半清醒状态。她看见我们时微笑了一下，之后又昏睡过去，进入无意识状态，平安度过整夜。此刻，回想起这一切，我妻子的悲伤向我袭来。她悲伤是因为，有生之年我们再不能孕育孩子；她曾无数次向我解释这种悲伤，试图让我感同身受。如今，生育于她不再是一个可选项，她和我，或任何一个男人，都不可能生孩子了。她体内生长的不是胚胎，而是癌症；并且，这癌症像所有癌症一样，借用了胚胎的形成机制。

癌症的真正来源

CHAPTER 7

19世纪90年代，威廉·T.拉夫（William T. Love）预见尼亚加拉河沿岸地区将出现经济大繁荣，于是，他开始挖掘一条运河。这条运河将绕过尼亚加拉大瀑布，让船舶能航行于伊利湖和安大略湖之间。更重要的是，改道的河水可用于水力发电。这个看似用之不竭的能源，将会驱动新型工业的涌现。工人将通勤于样板城市与现代化工厂之间；拉夫将这座城市称为"模范城"。

拉夫的计划很大程度上依赖于一种市场需求——耗电大户需要靠近发电站。当时发电的形式是以托马斯·爱迪生为先驱的直流电，且未能解决直流电传输过程中损耗严重的问题，无法长途输电。输电线路远端用户的电灯泡，亮度会不及靠近发电站用户的电灯泡。不过，尼亚加拉瀑布市的优势昙花一现。拉夫的运河破土动工之际，塞尔维亚发明家尼古拉·特斯拉和他的雇主乔治·威斯汀豪斯（George Westinghouse）推出了交流发电机和变压器。不久后，任何地区生产的电力都可转化为高压电并输往全国各地，尼亚加拉"泯然众人"。1893年的经济大恐慌终止了拉夫的运河项目，留下一条未完工的沟渠，长900多米，宽30多米；纽约尼亚加拉大瀑布地区的居民将其用于游泳和滑冰。

拉夫运河项目失败了，但沿河发展起了其他工业，包括化工制造：第二次世界大战前后的几年，虎克电化学公司（Hooker Electrochemical Company）收购了这条废弃的运河，将其当作倾废场。在接下来的 10 年里，该公司在这里处置了约 22000 吨有毒废物，包括苯、二噁英等致癌物。1953 年，倾废场已是关闭状态，且覆上了泥土，但大家都知道这里充满了化工废物，于是当地学校董事会只是象征性地出了 1 美元就拿下了这块地。总之，这里建了一所小学，而且该市设想把原倾废场的一部分改造成一个公园。

在接下来的 20 年里，运河边的土地被出售、开发。经过几年偏强的降水，20 世纪 70 年代末，居民开始抱怨说这里的空气臭得令人作呕。1977 年，一位环保局官员来这里视察，目睹了大量露出地表的生锈废料桶。废料从一些居民的后院渗了上来，还渗入了其中一户人家的地下室。该官员报告说："这气味能渗进衣服里，粘在鞋子上。" 3 天后，他的毛衣臭味犹存。于是，政府疏散该地居民，宣布进入州紧急状态，并开始调查。

乔伊斯·卡罗尔·奥茨（Joyce Carol Oates）以该事件为原型，创作了一部小说，尝试探讨在这个公认的环境灾难问题上，虎克电化学公司、学校董事会、房地产开发商、尼亚加拉瀑布市之间的责任划分。另一个同样困难的问题是：确定该倾废场对公众健康造成的损害。危机初期，美国环保署估计，拉夫运河沿岸的居民，仅因吸入污染气体，将有 10% 的概率患上癌症。不过，几天后该机构承认了其数据错误：增加的患癌风险实际是 1%，而几个街区外居民的患癌风险更低。另一份美国环保署的报告表明，在自愿参与检测的 36 位居民中，有些人表现出染色体损伤的迹象，其数据高于正常值。但是，以纪念斯隆 – 凯特琳癌症中心主任刘易斯·托马斯（Lewis Thomas）为首的医学专家小组驳回了这一结论，理由是"证据不足"，调研过程粗糙，"损害了科学的可信性"。后来，美国疾病控制中心的一项研究表明，并不存在过多染色体畸变的情况。

　　癌症的发展可能需要几十年时间，那些持续跟进这一案例的人，在等待纽约州卫生局那项为期 30 年的长期研究的结果。但这样的研究充满了不确定性，因为要考虑的变量太多了，包括年龄、性别、距离运河的远近等。在接受调查的 6026 名居民中，近一半的人存在职业暴露（因工作原因会接触到致癌物），吸烟或喝酒的人也各占到 2/3 左右。

　　该研究完成后，流行病学家的报告指出，住在运河附近的夫妻，其子女的出生缺陷率是尼亚加拉县整体的两倍，也高于该州其他县。与总人口相比，生女孩概率略高于生男孩，这表明，拉夫运河的化学物质可能影响了基因。该研究尽管发现了运河污染物"致畸"的证据，但并未发现运河污染物"致癌"的可信证据。有几种癌症的发病率略高于预期，但人数太少，可认为在概率波动范围内。而且总患癌率实际略低于整体人口。出生缺陷和癌症都可能是基因突变引起的，那么为什么一个受到影响，另一个没有呢？一种可能合理的解释是，与完全发育的人的细胞相比，发育中胚胎的细胞更容易受到破坏因素的伤害。而且，让发育中的细胞发生畸形可能一个突变就够了，而让器官中的成熟细胞发生癌变可能需要好几个突变。然而，即便经过 30 年的时间，拉夫运河污染物可能触发的诱变仍不足以显著地诱发恶性肿瘤。

对于成长在 20 世纪 70 年代和 80 年代环保运动鼎盛期的我们而言，这一结果几乎令人难以置信。蕾切尔·卡森《寂静的春天》有关杀虫剂和环境问题的精妙警告、萨缪尔·爱普斯坦（Samuel Epstein）的《癌症政治学》（*The Politics of Cancer*）等的犀利论辩，深深地影响了我们这代人。我们担心糖精和人造红色素 2 号，后来又担心苹果中的丁酰肼（Alar）。我们被灌输的是，癌症这种现代的流行病（已被称为"20 世纪的瘟疫"）是由无良企业及其排放的废水强加给公众的。食品添加剂、杀虫剂和除草剂、家用清洁剂，据说全都会破坏我们的 DNA。美国环保署署长罗素·特雷恩（Russell Train）警告，我们是陷入"一场残酷的化学轮盘游戏"的人质，全国的报纸都报道了这一论断。"我们自己创造的新奇怪物把我们包围了，它们存在于空气、水、食物以及我们触碰的东西中。我们受其袭击时不会有感觉，其不良后果可能要到几十年后才会以癌症形式显现，甚至是几代人之后才会以突变基因的形式显现。"我们正处于历史学家罗伯特·普洛克特（Robert Proctor）所说的"抗癌大战"之中。

我们一再听说，90% 的癌症与环境有关。某些警告有阴谋论的意味：生产致癌化学品的企业，同时也生产化疗药物，它们因癌症而两头获利。此类言辞较为激烈，但整体信息似乎很有道理。许多人造化学品被视为致癌物。美国国家毒理学计划的致癌物报告长达 499 页，其中列出的已知和可疑药剂，就包括很多人造化学品。使用或生产这些物质的工厂内工人的健康风险会增加，并且风险大小根据接触程度而不同。随着化学物质在大气中扩散，其对公众造成的严重影响势必日益明显，这种影响从现在开始，随着损坏基因的累积而逐年升级。

我们的部分恐惧源于误解。流行病学家对"环境"的定义非常宽泛，包括一切非遗传因素——吸烟、饮食、运动、生育、性行为习惯等一切行为或文化习俗，病毒、阳光照射、氡、宇宙射线——这些都被定义为环境。为了了解癌症受遗传因素影响和受这些外部因素影响的强度，20 世纪 50 年代，科学家对美国黑人（源自被贩卖到美国为奴的祖先）与非洲黑人（前者的近亲人群）进行了比较研究。研究发现，在肝癌和伯基特淋巴瘤的发病率方面，非洲黑人非常高，美国黑人不高；肺癌、胰腺癌、乳腺癌、前列腺癌和其他癌症的发病率，美国黑人则远远高于非洲黑人。其他研究人员也发现了类似的模式，较之美国男性，日本男性胃癌发病率较高，结肠癌发病率较低；而他们移居美国后，情况就变了：他们更容易罹患当地的癌症，而更不容易罹患母国的癌症。他们的基因没有变，因此必然涉及遗传以外的因素。

到了 20 世纪 70 年代末，几十年来的移民研究都得出了同样的结论：90% 的癌症病例需要某种外部影响，即"环境"。一个人因为遗传了受损基因而更容易罹患癌症是有可能的，但大多数引发恶性肿瘤的突变都源于后天。这对公共卫生和预防来说是个鼓舞人心的消息。但其往往被曲解为，几乎所有的癌症都是由污染、农药、工业废水所致。这与我们的世界观契合得如此完美，以至于我们没有动力去深入研究。较为冷静的声音会呼吁更加全面地看待问题，但它却成为公众眼中最可怕的警告。如果我们或我们认识的人患了癌症，我们很快便会想，美国的企业是不是罪魁祸首？

这事不止事关政治和理论。1973 年，尼克松总统宣布"抗癌战争"计划后不久，美国的"监测、流行病学及预后项目计划"（Surveillance, Epidemiology, and End Results Program, SEER，下文简称"流行病学计划"）开始在全美各州的癌症病例记录中收集发病率和死亡率数据。此前多年，主流观点一直是：除了肺癌，癌症总体发病率保持稳定。然而，1976 年，流行病学计划的新数据与美国国家癌症研究所早前的调查比较表明，即使将人口老龄化因素纳入考虑，新增患病数量似乎在急剧上升。这似乎也是许多人所寻求的正确结论。

　　将统计口径不一的两组数据结合在一起，势必引起麻烦。早些年前，流行病学家就警告说，这样的比较是无效的，也不能得出任何结论，即癌症流行仍是没有证据的。为了更清楚地了解公众的处境，美国技术评估办公室委托理查德·多尔（Richard Doll）和理查德·佩托（Richard Peto）开展了一项研究。这两人是牛津大学的流行病学家，因确认了香烟与癌症之间的联系以及石棉的致癌作用而声名鹊起。在他们的领域中，很难找到比他们更有成就的科学家。

　　首先，他们必须确定要相信哪些数据。癌症发病率（即人口中的新增病例）的统计尽管在逐步改善，但仍不太可靠。新癌症病例的增多，可能是因为诊断方法进一步发展，医疗记录更加准确，以及寻求和接受医疗服务的人口比例不断增加。20世纪初的死亡证明也有嫌疑。医生可能会默许病人家属的要求，不把象征耻辱的癌症记录到死亡证明中公之于世。记录和诊断常有错误。死于肺癌的人可能被记录为死于肺炎。未确诊的脑瘤造成的死亡，可能被归为老死。记录上死于癌症的病人，可能其实是死于其他原因。1933年由于各州开始将死亡病例提交到联邦登记处，这种情况才有所改善。20世纪中期，一个标准化分类方案也落实到位了。（宫颈癌和子宫癌曾被混为一谈，而血液细胞恶性肿瘤——霍奇金淋巴瘤也曾被误解为传染性疾病。）这项研究的分析很复杂，以 1950 年为起点，并将死亡率作为癌症发病率的最佳近似值，形成了一份 100 多页的报告，其中充满文字说明、表格、图表，还有 6 个细致的附录。除自行计算外，他们还评阅了其他 300 多项研究的结果。

多尔与佩托所著《癌症的病因》（"The Causes of Cancer"）自 1981 年发表以来，已成为癌症流行病学最具影响力的文献之一。该文结论是：到目前为止，大多数癌症是"可避免的"——癌症病因在很大程度上是人为可控的。癌症死亡病例中，30% 源于烟草，35% 源于饮食，3% 源于酒精。死亡病例中约 7% 涉及"生殖和性行为"，包括延缓生育或放弃生育，以及滥交。（当时尽管还不知道宫颈癌是人类乳头瘤病毒引起的，但已经认识到了有多个性伴侣会增加罹患宫颈癌的风险。）另有 10% 癌症病因暂定为各种感染；3% 归因于"地球物理"现象，即暴露于阳光中的紫外线，以及土壤和宇宙射线的天然本底辐射。由人造致癌物质（包括放射性同位素）导致的死亡率非常低：4% 源于职业接触，2% 源于空气、水和食品的污染，1% 源于医疗（包括 X 射线和放疗）不良反应，不足 1% 源于涂料、塑料、溶剂、食品添加剂等工业产品。其余原因尚且不明，可能涉及心理压力或免疫系统受损。多尔和佩托总结认为，除了肺癌，"今天在美国常见的大多数癌症，主要是由久已存在的因素导致的"。

这一结论太令人难以接受了。对某个特定癌症病例而言，病因都是多重的，包括遗传、环境（最广义的）、难以捉摸的厄运。但对公众整体而言，工厂排放的化学物质以及食品添加剂，显然仅是癌症－病因方程中的一小部分。它们只是一部分（作者写道："我们知之甚少，没道理自满。"），更重要的是，我们的生活方式，及其对细胞"挣脱束缚、维系达尔文式霸道生存天性"的影响。最能说明问题的是，人们原以为，新出现的环境干扰会让癌症病例激增，但多尔和佩托发现，事实并非如此。如果不考虑肺癌和其他与吸烟密切相关的恶性肿瘤（口腔癌、喉癌、食管癌等），并加入人口老龄化这一调节变量，那么自 1953 年以来，65岁以下人群几乎每一种癌症的死亡率都在稳步下降（美国老年人似乎也是如此，但其数据是基于早期的医疗和人口普查报告，所以可信度较低）。作者总结道，死亡率降低并不是因为我们在治疗癌症方面有了很大进展，而是因为新发病例没有增加。一旦流行病学计划更加完善，数据更加可信，他们就可以确认，癌症发病率没有出现惊人上升。

多尔与佩托的研究并非曲高和寡。分别于美国和英国工业城市伯明翰进行的两项规模较小的研究得出了类似的数据：吸烟和其他所谓生活方式因素综合作用而引发的癌症占大多数，职业暴露引发的癌症仅占几个百分点。不过，"癌症病因"是已开展的各研究中范围最广的一项研究。显然，这样的结论是工业领袖们想听的，而致力解决工业污染问题的人们开始质疑这一报告："生活方式致癌论"转移了公众视线——谴责受害者，而非肇事者。虽然香烟显然具有重要影响，但如果没有空气污染及合成致癌物质雪上加霜，那么，也许相当多的烟民不会得肺癌。这就是比较难处理的"协同效应"。无论整体发病率如何，某些癌症的发病率似乎在上升，尤其是在老年人和边缘群体中。多尔与佩托所谓的"诊断方法进步可致癌症确诊增多"，也许实际是致癌毒物的线索；这些致癌毒物正不断累积，并可能于未来几年爆发毁灭性的癌症。20世纪早期肺癌发病率开始上升的时候，也被归因为诊断方法进步，而非香烟的致癌性。也许只有随着时间的推移，我们招致的可怕结果才会彰显。

*****

流行病学家开始密切地关注着迟发流行的出现，而埃姆斯试验的发明者——布鲁斯·埃姆斯也开始质疑化学合成物质是否会构成重大威胁。早在1973年，埃姆斯就已用细菌试验证明，大多数致癌物是通过诱导基因突变来引发癌症的。（致癌物质不一定是诱变剂，有些物质可以更为间接地发挥作用。例如，酒精通过杀死细胞和加快其更替速率，提高了细胞随机复制错误的概率。）当埃姆斯试验方法确立时，他起初担心的是现代人类排放的化学物质所带来的危害。

这在进化上是很有意义的。时光流转，植物已经进化出了合成化学物质的能力，以抵御天敌，如细菌、真菌、昆虫、啮齿动物和其他动物。埃姆斯 1983 年发表于《科学》的一篇论文中描述了其中一些天然杀虫剂：我们的调料黑胡椒，含有黄樟素和胡椒碱，能使小鼠产生肿瘤；食用菌，含有致癌的肼；旱芹、欧洲萝卜、无花果、欧芹，含有致癌的呋喃香豆素；巧克力，含有可可碱；许多草药茶，含有致癌的吡咯里西啶类生物碱。多年来，埃姆斯一直在统计。1997 年，他报告称，在植物里发现的 63 种天然物质中，有 35 种检测结果是致癌。他举过最吸睛的一个例子是，一杯咖啡含有 19 种不同的致癌物，包括乙醛、苯、甲醛、苯乙烯、甲苯、二甲苯，等等。总之，据其估计，人类摄入的天然杀虫剂是人造杀虫剂的 1 万倍。他说，那些寻找化学致癌因素的人都找错了地方。

事实上，埃姆斯并不相信天然毒药真的可以诱导很多癌症。人们常常忘记，他在《科学》上发表的论文还列出了大量植物中含有的可能起某种保护作用的抗氧化剂和其他成分。埃姆斯提出，摄入蔬菜水果可能可以降低癌症的发病率，总体上说可能是利大于弊，但没人真正知道。

最后，埃姆斯表示，我们对天然和人造这两类化学物质都过于担心了。他写道，测试过的物质中有一半被登记为致癌物，但这并不意味着这些物质都具有危害性。疑似致癌物施用于啮齿动物时，用的是最大耐受量——不引起动物衰弱的情况下，动物能摄入的最大量。这种方法是合乎逻辑的。假设1万人接触某种化学物质只会造成1例癌症，那么1000万人口就有1000个可能需要预防的病例。为了证明这种危险，就必须对数万只小鼠进行实验，这种实验将耗资数千万美元。另一种方法是，给较少的动物注入大剂量的化学物质，再观察其中有没有很大一部分动物染病。但埃姆斯提到，问题在于，任何高浓度的外来物质都能扰乱动物的机体运转。感受到组织损伤时机体的反应，和受了伤要使其愈合的过程一样。这一过程涉及有丝分裂的加速——迅速产生新细胞以替换受损细胞。在大量DNA的复制过程中，随机突变的概率会增加，获得致命组合的概率也会增加。从专业角度说，有丝分裂会增加随机突变。

毒理学家认为，这类测试是一个相当不错的折中方案。与多尔和佩托一样，埃姆斯也遭受了苛刻批评家们的谴责，因为他的结论安慰到了污染者，转移了人们对真正存在的问题的注意力。环境毒物可能正在人体血液中累积，虽然难以察觉，但仍在增加罹患癌症的概率。白宫顾问小组最近的一份报告表明，动物实验实际上低估了致癌性——这与埃姆斯长期以来的主张相反。此类测试往往使用青春期的啮齿动物，试验结束后就处死它们。这就忽略了胎儿期和童年期接触化学物质的影响，也忽略了迟发的肿瘤。或许可以采取另一种方法：给怀孕动物服用化学物质，然后跟进胎儿从出生、成年到自然死亡的健康情况。这同样也忽略了协同作用。据估计，现代世界已经引入了8万多种新物质，其中的组合无穷无尽，而且只有小部分新化合物在被怀疑致癌后进行了测试。考虑到上述因素，专家小组沉重地得出结论：与工业致癌物相关的癌症病例数"被大大低估了"。

许多科学家批评道，该报告夸大了人造化学物质的威胁，并且无端地相信了一种奇谈怪论，但是，几乎没人反对"需要改进毒理学试验"。美国国家科学院已向我们描述了细胞生物学和计算机科学的进展如何为快速高通量分析开辟道路，从而可以让研究者分析更多化学品以及化学品组合。实验室培养皿中的活细胞将取代动物，用于测试。我们希望能够迅速发现新的致癌物，从而采取措施缩减其应用范围。如果能实现这一切，那么癌症发病率可能会进一步降低。这事情再好不过了。但很难证明其影响会很大。

*****

随着时间推移，并未出现癌症的流行。校正人口老龄化影响后，流行病学计划项目收集的统计数据显示，1975—1984年，癌症死亡率确实在逐渐上升，每年增长0.5%（吸烟无疑是一个因素）；1984—1991年，增长速度放缓；1991年后，开始小幅下降，至今一直保持下降趋势。癌症发病率情况复杂一些，但与癌症死亡率类似：1975 年至 20 世纪 90 年代早期，癌症发病率逐步上升，其中 1989—1992 年，新发癌症病例激增，癌症发病率每年增长 2.8%。这一飙升的最大驱动因素，似乎是对两种最常见癌症的筛查力度加大。在出现急剧下降前，前列腺癌检出人数每年猛增 16.4%，乳腺癌每年猛增 4.0%。此后，癌症发病率和癌症死亡率一样开始缓慢下降。

美国国家癌症研究所每年都会出版《国民癌症状况报告》，但报告结果总是大同小异：支持"很大一部分癌症病例源自不良生活方式"的证据占上风。仍存有的观点分歧仅在于，哪些元素最重要——以前人们认为，最重要的是特定食物（吃多少红肉和加工肉类容易得癌，吃多少水果和蔬菜不容易得癌）；如今人们开始怀疑，缺乏运动和超重才是罪魁祸首。一项长达 25 年的"癌症病因"研究仍然认为，30% 的癌症由烟草导致，20% 由肥胖和缺乏运动引起，10% ~ 25% 由饮食造成，4% 由酒精引致，3% 由病毒感染诱发。世界卫生组织下属国际癌症研究机构的一项研究发现，法国也有相似的数据。在致癌因素列表上，职业暴露和污染物排名非常靠后。其他研究显示，英国和其他工业化国家也有类似的结果。

与此同时，有关地方癌症集群的报告仍然接连不断，就像我在洛斯阿拉莫斯和长岛读到的那种，以及电影《永不妥协》虚构的那种。但其中绝大多数案例实际都是统计上的错觉，都是"得克萨斯州神枪手效应"的实例。不存在此问题的案例中，也只有极少数是与环境污染物有关的。几十年来，工人癌症频发的异常现象，让科学家确定了一些致癌物，如石棉可诱发间皮瘤，芳香胺（该物质也存在于香烟烟雾中）可引起膀胱癌，但即使是职业人群，也并不常出现。

世界其他地区在发展过程中也出现了与西方相同的模式。较贫穷的国家起初往往以病毒诱发的癌症为主，这类癌症可通过性交和过度拥挤的环境传播，如人乳头瘤病毒和宫颈癌，乙肝、丙肝和肝癌，以及幽门螺旋杆菌和胃癌。随着卫生条件的改善和巴氏涂片（以及更近的 HPV 疫苗）的推广，宫颈癌可能开始消退。但随后会有新的癌种类取代宫颈癌高发病的位置。随着女性选择少生孩子，以及营养状况较好带来的女孩月经初潮年龄提前，可能会出现更多由雌激素分泌过多引发的子宫癌和乳腺癌。教育、疫苗、更好的卫生设施，会降低肝癌和胃癌的发病率。但与此同时，随着越来越多人从农村迁居城市而变得懒散，结直肠癌病例会增加。他们从营养不良，变成营养过剩，现代饮食习惯可能带来营养失衡。由贫困引起的癌症，让位于由富裕带来的癌症。当预期寿命上升到七八十岁时，前列腺癌这种老年男性的疾病就会成为一个问题。随着烟草公司转战那些识别力较差的市场，肺癌发病率上升。工业化也带来了职业暴露这一新危险。

万事纷纷，规律难寻。癌症筛查较普及的国家，癌症发病率可能会较高；城镇地区的癌症比乡村地区更容易被检测发现。除统计上的不确定性外，饮食、遗传及文化习俗等的共同作用也可能导致结果迥异。印度口腔癌的流行可能源自咀嚼槟榔以及（最重要的）颠倒吸烟法——将点燃的烟头放入嘴中。一些南美国家食管癌发病率高，是因为饮用滚烫的热饮。日本这样一个富裕社会，胃癌发病率却仍居于世界前列，其中原因往往在于其爱吃咸鱼的饮食文化。日本乳腺癌发病率比其他发达国家低，但也在迅速增加，"追赶"其他发达国家的水平。

*****

一天，为了充分理解这些问题，我蛰伏在办公室中，开始分析流行病学计划的最新数据。关注癌症整体的发病率，可能会忽略一些有趣的细节，而我想知道那些隐而未现的真相。癌症病例数下降的主要原因是，目前最常见的癌症病例数下降或趋于平稳（男性前列腺癌，女性乳腺癌，两性共患的肺癌、结直肠癌）。同时，似乎在增加的癌症都是最罕见的几种（黑色素瘤、胰腺癌、肝肾癌、甲状腺癌）。胰腺癌的发病率是万分之 1.21，而肺癌与支气管癌的发病率是万分之 6.26。这些数字每年的波动非常小。发病率太低，以至于很难判断其是否真的增加了——发病率数字的增长，是否只是因为更好的报告和更早的检查？

这是流行病学的一大难题。癌症发病率数字越低，就越容易受随机波动的影响——随机波动是统计学上的"噪声"。儿童期的癌症发病率是最低的，每 10 万人中有 0.6 例霍奇金淋巴瘤、3.2 例大脑和神经系统癌、5.0 例白血病。这些恶性肿瘤的死亡率现已降至几十年前的一半左右，这是医学的一大胜利。但是，发病率的趋势，即最初有多少儿童患病，却难以知晓。尽管有迹象表明整体发病率在上升，但还是很难说。发病率从 1975 年的 10 万分之 11.5，增长至 2009 年的 10 万分之 15.5，乍一看，这数据十分可怕，但这中间几年的发病率一直在波动。1991 年，比率几乎一样，是 10 万分之 15.2；次年降到 13.4；11 年后，即 2003 年，是 13.0；之后几年分别是 15.0、16.4、14.2。再之后这一比率又会是多少呢？你倒不如抛硬币呢。

每种癌症情况都不一样。近年来，由于戒烟运动的延迟效应到来，男性肺癌发病率下降。女性吸烟始于 20 世纪下半叶，所以女性肺癌发病率持续上升，直到最近才开始下降。20 世纪的最后 25 年，乳腺癌（包括一些医生认为不应归为癌症的小型、缓慢生长的原位肿瘤）的发病率飙升，这可能是因为诊断方法的进步以及月经初潮更早出现。最近，该状况有所改善，部分原因可能在于，更年期激素替代疗法的使用减少了。早在发现大气臭氧空洞之前，黑色素瘤发病率便已开始上升，通常认为，这是因为社会上流行起了日光浴、日晒沙龙以及更为暴露的服装——布料可以遮挡紫外线、保护人体，而这些服装露肉比较多。另一个原因可能是国际旅行。如今有更多来自北方、肤色较浅的人去阳光充足的地方度假。美国国家癌症研究所提出，儿童恶性肿瘤发病率上升，可能是因为成像技术的进步，以及现在的重新分类将原来的某些良性肿瘤划为了恶性肿瘤。其中也可能有儿童肥胖的因素。

你分析这些数字时，可以想多细致就多细致。要想深入研究流行病学计划的海量数据，可以从某种特定癌症入手，按照多种因素精细分析，包括性别、年龄、种族以及地理区域因素。选择几种不同的人口统计学特征加以组合，则可得到各种癌症的多样数据。黑人男性患癌率高于白人男性，但黑人女性患癌率低于白人女性。美国黑人前列腺癌、肺癌、结直肠癌、肝癌、胰腺癌、宫颈癌发病率较高，而皮肤癌、子宫癌、恶性脑瘤的发病率较低。深色皮肤中的色素可以保护皮肤免受阳光伤害，但是其他差异比较难解释清楚。许多少数族裔的营养条件可能更差，并拥有更高的吸烟率和酗酒率、更低质的医疗护理，以及生活在污染更严重的地区，从事更高风险的工作。然而，拉美裔、印第安人、阿拉斯加原住民、太平洋岛民的癌症发病率明显低于黑人或白人。此中涉及的变量太多了。

挖得越深，就越混乱。近几年，各种族群加起来的脑癌发病率最低的地区是夏威夷，仅 10 万分之 4.23；最高的是艾奥瓦州，高达 10 万分之 7.54。这可能会让人怀疑农业的影响。我想知道艾奥瓦州隔壁的堪萨斯州和内布拉斯加州是什么情况，但这两个州没参与流行病学计划。肝癌发病率夏威夷最高，为 10 万分之 10.68；犹他州最低，为 10 万分之 3.94。这是因为摩门教徒禁酒呢，还是因为肝炎病毒流行率的差异？我在这数字的泥潭中跋涉了若干个小时，然后感到了绝望。我觉得，这些事情是永远弄不清楚了。如果癌症显然就是化学污染物导致的，那该多容易啊！但实际情况并非如此——各种细小的影响因素让癌症病因成了一团乱麻。其中最重要的是熵，即世界走向混乱的自然倾向。诱发癌变的突变很多，无法得知哪个突变是由什么因素引起的。或者，在自发突变的情况下，即使没有什么缘由，也会发生复制错误。

我想象着一大群基因完全相同的克隆人，生活在同一地区、同一环境，食物相同，行为相同，其中有些人会在五六十岁时死于癌症，而另一些人会在几十年后死于其他原因。正如多尔和佩托所说："先天和后天因素都会影响每个人患癌的概率。"但我们到底谁会患癌？这取决于运气。

阿霉素和玉米粥相伴的平安夜

CHAPTER 8

　　在国家毒物管理局的"致癌物名单"上，有一种看似简单的化学分子被称为"顺铂"。它由一个铂原子、两个氯原子、两个氨分子结合而成。1844 年，意大利化学家通过电解铂复合盐首次合成顺铂。但一百多年来，很少有人关注顺铂。到 20 世纪 60 年代初，人们发现其具有强大的生物效应。

　　如许多科学发现一样，这也是一个"无心插柳"的结果——在验证某假设时，实验结果出乎意料地转变了方向，回答了人们还没想过的问题。当时巴尼特·罗森博格（Barnett Rosenberg）正在他密歇根州立大学实验室里探索电流对细胞的影响。令他震惊的是：细胞进行有丝分裂时，中心极体释放出纺锤丝，类似于一块磁铁隔一张纸吸引铁屑时产生的磁场线。那时人们对细胞分裂方式还知之甚少，他怀疑这之中是否涉及了一些电磁效应。

　　为了简化问题，他把单细胞生物体大肠杆菌放在一个器皿中，并放置两个金属电极，对其施加电流，不久后，大肠杆菌就停止了分裂。然而，每个细胞却在不断伸长，产生新细胞质，使细胞像意大利面条一样延伸，直至细胞的长变为宽的 300 多倍。他关掉电流，细胞又开始正常分裂，好像他控制着细胞有丝分裂的开关一样。

几十年后，他依然记得那一刻，感叹："上帝啊，这样的事岂能说遇到就遇到。"他立即开始考虑癌症。"如果我们能通过施加电场来控制细胞的生长，就可以用一种特殊的频率控制某些细胞，再用另一种频率控制其他细胞了。然后我们就能够通过选择特定的频率来对抗肿瘤，且该频率仅影响肿瘤细胞，而不影响正常细胞。"然而，随着实验的进展，他得出了更惊人的结论：影响有丝分裂的，并不是电流。实验中，他使用的电极是铂制的，而选择铂是因为它不易产生化学反应；但在电解过程中，有一些铂离子溶入电解液中，与其他元素结合而形成了顺铂溶液。

罗森博格接着测试顺铂分子对多细胞生物的影响，顾名思义，多细胞生物指由多个细胞组织而成的生物体，比如人类。实验发现，使用少量的纯顺铂足以杀死一只老鼠；但若再稀释到非常小的剂量，则可以缩小肉瘤肿瘤。顺铂也能抑制其他类型的肿瘤生长。科学家们通过多年的努力，发现了顺铂的作用原理。在一个细胞分裂前，其内部的双螺旋结构必须解旋，以便分子信息复制和遗传。而顺铂能与双螺旋链交联，进而阻碍有丝分裂，干扰细胞生长。此时，细胞会通过调用 DNA 修复酶来尝试修复DNA，但如果这个过程失败，细胞便启动凋亡机制破坏自身。顺铂会影响人体内的任何细胞，但由于癌细胞分裂速度极快，它便一马当先地攻击癌细胞。一旦癌细胞被消灭，身体其他部位也会随之受累，当然，能恢复健康是最好的结果。

　　20世纪70年代，美国药监局批准开展一项临床试验，目的是检测在不杀死病人的情况下，能对其使用多大剂量的顺铂。此项实验后，顺铂被公认为"抗癌药里的青霉素"。"顺铂"也会影响其他快速分裂细胞——毛囊细胞、胃肠道上皮细胞、骨髓细胞，所以会产生一系列不良反应。患者会遭受严重的恶心、掉发，还可能出现肾脏和神经损伤。而且由于"顺铂"打乱了细胞DNA结构，对于已接受抗癌治疗的患者，会增加他们罹患二次癌症的风险。但是，做这场交易通常是值得的。顺铂对睾丸癌的治愈率现已接近100%。虽然对其他肿瘤的治疗效果没那么好，但化疗常与放射治疗相结合，这可能会减缓其他肿瘤的生长速度，从而延长寿命，有时候甚至可以挽救生命。

　　通过对南希术后几天的观察，我们发现，"顺铂"是一种良药，可用于消除多年来可能在南希体内"闷烧"的任何转移性肿瘤细胞。此外，还会用到阿霉素（doxorubicin）——与"顺铂"一样能影响DNA复制的抗肿瘤药。阿霉素的命名非常有趣，其学名中的ruby（红宝石色）源于它是细菌菌株上产生的红色素。这些细菌被发现栖息在意大利的土壤中，因此这种药物又被称为亚德里亚霉素（Adriamycin），来自"亚得里亚海"。如此好听的名字，却被列入官方的可疑致癌物名单中。此药物除了会产生令人作呕的不良反应，还会减少使用者的白细胞数量，使人更容易受到感染。最糟糕的是，它有可能损害心脏。有报告称，将阿霉素与紫杉醇（南希将使用的另一种有丝分裂抑制剂）合用，会增加心脏损害的风险。但吃药总比死亡好。紫杉醇（或紫杉酚）最初是从美国红豆杉（*Taxus brevifolia*）树皮中分离出来的。这一发现并非偶然，而是政府计划项目的成果。该项目通过系统地筛选数以千计的植物，来寻找具有细胞毒性但又能被人体接受或勉强接受的物质。这就是化疗的残酷性。第一剂化疗药物来自芥子气，其抗有丝分裂作用是从化学战的受害者身上发现的。盐酸氮芥，也称氮芥，是用来治疗霍奇金淋巴瘤和其他癌症的药物，同时它也被列入 1993 年《禁止化学武器公约》。

*****

每一颗肿瘤都是独特的，是一个独一无二的生态系统，其中肿瘤细胞不断分化演变，以耐受新的治疗方法。采取不同药物的组合来攻击癌细胞，会增加消灭它的概率。南希进行的是三种药物联合治疗，这对肿瘤的攻击会更强烈。我们最初认为，南希的原发肿瘤是子宫内膜样腺癌，这是最常见的子宫癌，且具有相当高的存活率。但是，当术后病理报告出来时，事情变得更加复杂。在所有被切除的淋巴结中，看似只有两个发生了癌变，而且她的子宫内膜样腺癌已经被判定为低度恶性，这意味着这些细胞分化良好，并没有发生很大的突变。在大多数情况下，它们仍然与正常子宫内膜细胞相似，癌细胞侵入子宫内膜只是表面现象。这一切都不合常理：这个肿瘤恶性度这么低，怎么会转移得如此之快？

　　原因似乎在于子宫内膜中那个 1 厘米大小的息肉，它随子宫被切除，并被医生从子宫内膜分离出来进行活检。这类细胞呈低分化状态，类似于病理学家所描述的乳头状浆液性肿瘤——常见于卵巢癌，也是恶性度最高的肿瘤之一。在南希进行子宫切除术时，也一并切除了卵巢，但无论是外科医生还是病理科医生都没有发现卵巢癌变的现象。这个发生转移，沿着子宫圆韧带一路进入腹股沟区的肿瘤，显然是一种极其罕见的癌症，被称为子宫乳头状浆液性癌（UPSC）。关于这种肿瘤鲜有文献报道，实在令人沮丧："子宫乳头状浆液性癌在早期就有腹腔及淋巴转移的倾向，甚至在首次就诊时就已经发生转移。"一个肿瘤医生写道，"与组织学上难以区分的浆液性卵巢癌不同，子宫乳头状浆液性癌从一开始就对化疗不敏感……尽管它的发病率低，但生存率却不容乐观。即使肿瘤仅局限于子宫内膜或子宫内膜息肉内，它仍可能引发广泛转移乃至死亡。而这种情况下的肿瘤，诊断为'中分化乳头状混合腺癌'并不贴切，因为它的细胞缺乏子宫乳头状浆液性癌的常见特征——呈小突起状或是乳头状生长，病理学家称之为叶状乳头。每种癌症都是不同的，而将它归类于子宫乳头状浆液性癌是最接近的。"

多年后回顾南希的病历，我在其中发现了一些 UPSC 或类似 UPSC 的蛛丝马迹。肿块发现不久的第一份病理检测报告描述细胞有"微小的乳头状突起"。或许有医生曾怀疑过可能是 UPSC，却未曾告诉我们。这种恶性肿瘤会发生在南希身上很奇怪。UPSC 通常发病于那些年老、消瘦且绝经已久的妇女，尤其更常见于非裔美国人。将癌症的发生归因于雌性激素增加或不生育，并不可信。有两位作者直截了当地指出："并不存在导致这种癌症发生的危险因素。"而另一篇文章中指出："在子宫乳头状浆液性癌 4 期（即南希所处的分期）的女性患者中，5 年期存活率只有 5% ~ 10%。"

读完这篇关于预后的论文之后，我找到了进化生物学家古尔德（Stephen Jay Gould）写的一篇论文《中位数并不说明问题》，这是他在 40 岁时被诊断出间皮瘤后写的。一般人们只有在接触石棉，影响到肺周围的组织后，才会患上这种罕见的癌症。而古尔德的癌症始发于他的腹膜，即腹腔内壁上。古尔德从手术中恢复过来并开始接受化疗后，开始竭尽全力研究癌症，很快发现，这种癌症无法治愈，而且确诊后平均存活时间（中位数）只有 8 个月。这样看来，一年内他就可能死去。古尔德开始解析数据。正如他在文章中解释的：中位数，不同于平均数，而是一系列数字的中间数。已知某 7 人小组身高的中位数是 173 厘米，就可以知道其中有 3 人低于这个数值，有 3 人高于这个数值，但无法得知身高的极值。这些人的身高可能都是常见值，集中在中位数上下；但也可能包含身高在 150 厘米以下、异常矮小的人，或是瘦高个，或是其他各种身高的人——只要居中的人身高是 173 厘米，中位数就仍是 173 厘米。

古尔德让自己确信，存活期更可能的情况是长期生存，而非活不过 8 个月。患者存活期下限是零——死后才确诊，而最长生存期是个开放区间。在将 8 个月标注为中点的图表上，曲线分布并不对称：在中点的左侧，存活期均挤在 0 ~ 8 个月之间，而在中点的右侧，存活期数值却无限延伸，其中包括 12 个月、24 个月，甚至更长。在对此癌症有所研究后，古尔德发现确实有患者有超长的存活期。而且，他有充分的理由相信，自己位于那条曲线向右延伸的末端。毕竟他还年轻，身体原本也还健康，而且作为哈佛大学教授，他能得到最好的医疗护理，包括新的实验性治疗。他写道："进化生物学家都知道，变异本身是自然界唯一不变的本质。变异是确凿的事实，而不是衡量平均值的计算工具。均值和中位数都是抽象数值而已。"古尔德最终落点于曲线的右尾尖——他多活了 21 年，于 2002 年去世，次年南希确诊癌症。古尔德死于转移性肺癌，医生说这和腹部间皮瘤无关。南希并不该活在抽象数值里，毕竟她年轻、健康，她的医生也是最好的。她开始化疗时，我们坚信着这一点。

*****

12 月，就在南希接受第一次治疗前，她的父亲因中风去世，就是让南希三个月前回长岛的家中探望父亲的那个疾病。

正如南希所说，她希望自己身上的每个细胞各归其位，但医生却反对这样做。后来，在放化疗结束一年后，她回想起化疗的日子，写了一篇短文《阿霉素和玉米粥相伴的平安夜》。

她的第一个疗程始于 12 月 22 日，而现在正处于第二个疗程。这一轮将进行七次治疗，每三周一次，每次进行为期两天的静脉注射。化疗休息室内，悬挂着各种圣诞装饰品；在护士站有个姜饼屋，初冬时为病人装满了糖果和饼干，现在差不多空了。

为了尽量减少多次注射带来的疼痛，医生在她的右锁骨下置入了化疗泵——一个小型人工储液囊被埋在她的皮肤之下。这一人工储液囊外用硅橡胶包裹着，针头可以由此插入；储液囊内部连接着一条塑料导管，并连接到她的静脉，由此输注药液。这个装置将被保留数月，直到一个疗程结束。

她看到"头等舱"中有一个空位——一张舒适的皮革躺椅，躺在上面可以尽览基督圣血山脉（Sangre de Cristo Mountains）的景色，过去我们曾多次在这座山上远足。天空灰蒙蒙的，仿佛预示着圣诞节的飘雪将至。她入院后，我拉过一把椅子，开始了新一轮在医院的"常态"化生活。首先，我用麻醉喷雾对化疗泵周围的皮肤进行麻醉，紧接着准备好各种术前药物、液体、止吐药，这些都是为注射阿霉素做准备。这使她想起了红色的酷爱牌（Kool-Aid）饮料，她的尿液也会变成那种红色。当首个细胞毒素在她体内被吸收时，她想起两天前平安夜的家庭聚会，我们家吃了玉米粥和玉米粉蒸肉，这是圣达菲的传统。护士准备注射顺铂时，南希试着迎接这些即将通过化疗泵注入体内的化学药物，把它们当作礼物、救生索，无论它们多么令人厌恶。她试着想象，当 DNA 复制分裂突然被抑制，疯狂生长的癌细胞受到巨大的冲击，将爆发令人喜闻乐见的大规模细胞凋亡。

在病房里，她一天的药物治疗时间长达四个小时。结束后，我们开车回家过夜，次日再回医院接受紫杉醇注射，又需要四个小时。傍晚时分，护士注射一针非格司亭，用于刺激骨髓造血，以补充化疗过程中杀死的白细胞，这时我们明白，她已经挨过了第二疗程的治疗。在下一次疗程之前，有三周的恢复时间。

治疗刚开始的那几晚是最难熬的。她会在半夜里醒来，有时动静很小，以至于我都没有听到她起身去洗手间。一天早晨，她告诉我，自己前几晚感觉浑身无力，不得不在浴室地毯上躺一会儿，才有力气回到床上。她为什么不喊我？怎么我睡得这么沉，什么也没听见？几年后，我在书上看到，因为化疗药物的毒副作用，医生建议病人和家属分开睡觉，并且不要共用卫生间。我们对此毫无了解，而且我认为自己也不会在意这些。

平安夜之前几天，她感觉好了一些。在客人们到访前，我们出了门，沿着昏暗且没有铺砌的街道往下走，一路点缀着新墨西哥州特有的圣诞节传统灯饰。这些灯饰由纸袋、沙子与蜡烛制成，传说可以为上帝之子点亮道路。我们在一盏圣诞节灯旁驻足，让手脚暖和点。南希全身的骨头因聚乙二醇非格司亭而隐隐作痛，于是我们避开了逐渐拥挤的峡谷路（Canyon Road），只走小巷。行至灌溉渠"母亲渠"（Acequia Madre）旁的小路，我们遇见了前所未见的一幕。校内运动场上，有一名男子在放祈愿灯——一种内部点燃着蜡烛的软纸质气球，它会在夜空缓缓升起，最后自燃于天际。作为信奉传统之人，我只感到这是一种现代文明的入侵。希望南希能看到这其中的美好。

我们走近那个魔术师，看着聚集的人群，突然一盏灯像一个微型热气球一样飘浮起来。太神奇了！我们一直盯着，直到它消失在视野之中。然后，一盏盏祈愿灯升起，俨然一条前赴后继、连续不断的光路。靠近的人都会看到。

我们的客人一个小时内将到访。突然间，我迫不及待想点起自己的灯火，吃饭，然后去访友。我们爬上小山，往家走。抬起头，我看见空中有一道亮光。那是什么？它缓慢地飞离我。能飞起来吗？祈愿灯持续上升、发光，仿佛它永远不会熄灭。我看到了，我知道我的父亲也会看到它。

三个星期过去了，我不记得我为新年到来做了些什么，就再次回到了化疗中。从难以想象到习以为常，转变如此迅速！虽然南希接受了生活中种种突如其来的打击，并对医生充满感激之情，但她已开始质疑一切，而我得帮她进行调查研究。她应该服用托泊替康吗？她之前在书上看到过，这种药物可用来治疗对阿霉素和顺铂的化疗不敏感的乳头状浆液性癌（癌和瘤区别很大，前者为恶性，后者为良性）。又或者加用紫杉醇是否能起到作用？外科医生很快回答："毫无疑问，顺铂/阿霉素更适合。"他附上了《临床肿瘤学》（*Journal of Clinical Oncology*）与《妇科肿瘤学》（*Gynecologic Oncology*）杂志上的三篇论文摘要，让我们自己比较。我想到了他写的手术报告，十分清楚、详细、专业，南希的医生们都能够紧跟前沿研究进展，而他们的表达也中肯且有说服力。

有一天，南希的肿瘤医生给我们看了一篇论文，刚发表几个月，题为《人类表皮生长因子受体2（HER2/neu）的过表达：揭露子宫浆液性乳头状癌的致命弱点》。HER2/neu是一个遗传基因，它编码的蛋白是一种受体，可以与人类表皮生长因子结合，以促进有丝分裂分子的信号传导。它通常被简称为HER2。一些乳腺癌细胞中该基因过度复制，使原本从父母双方获得的2个等位基因可以扩增到50个或100个，从而在细胞膜表面编码产生很多受体，有几万个受体也是很常见的。一个HER2阳性的乳腺癌细胞的表面可能有 200 万个受体。这导致生长信号被放大，细胞疯狂增殖。一种叫赫赛汀的药物被用来定位这些受体，然后与之结合，从而阻断其促生长的作用。它可用于治疗乳腺癌，同样也可能用于治疗其他癌症。

这些新的"靶向治疗"，虽然比化疗更精确，却并不总是像它们听起来那样有针对性。它们仍会损坏健康细胞，并同其他药物一样，会让癌细胞逐渐对其产生抗性，引发基因突变导致耐药等。但鉴于我们的听闻，新研究描述的方法似乎非常有前景。作者发现，许多子宫内膜浆液性乳头状腺癌细胞中 HER2 也存在过表达——甚至比乳腺癌更严重，但赫赛汀会抑制此基因的过表达。作者没有报道临床上的成功案例——报道的是体外实验，不过这打开了一条治疗的新思路。但希望来得快，去得也快。医生对南希的癌细胞进行了基因检测，但结果呈阴性。HER2 基因数量正常，不能使用赫赛汀，但我们想也许还有其他可能性——那些尚未见刊的新发现。

我们获得了《纽约时报》科学与健康版块的撰稿人和同事们的帮助，他们是桑德拉·布莱克斯利（Sandra Blakeslee）、丹尼丝·格雷迪（Denise Grady）、简·布洛迪（Jane Brody）以及很早就弃医从文的劳伦斯·奥尔特曼（Lawrence Altman）。《纽约时报》报道总统的大病小痛时，奥尔特曼总是随时待命。（美剧《白宫风云》中，总统巴特勒因自身的多发性硬化症召开新闻发布会，就提及了奥尔特曼的名字。)。其间我们想寻求安德森癌症中心的医疗意见，奥尔特曼就发了一封邮件给约翰·孟德森（John Mendelsohn）院长，我们得以在1月份最后一周与他会面。在很多方面，我们比大多数人要幸运得多。

任何癌症患者都难以抗拒安德森癌症中心的吸引力。"让癌症成为历史"是它的口号，这一宣传语传播迅速，令人印象深刻。安德森癌症中心的大本宣传册中附有医患面带微笑的照片，表明安德森癌症中心的服务远超地方医院。通过患者礼宾中心和患者旅行服务中心，患者和家属可以订到特价机票，最后一分钟改签也不收手续费。中心一楼大厅有一位礼宾员。患者当场就可预订杰西·H.琼斯国际扶轮酒店的客房。一只大信封里装着地图和停车证，还有一本介绍庞大的安德森癌症中心园区的册子。一切都在告诉病人"不要被它的规模吓到，我们会在走廊为您指路"。

这里有一个学习中心，里面有医用参考书和视频；如果你喜欢小说，这里也有个休闲图书馆。此外，还有手工艺室、音乐／游戏室，这一切似乎与癌症无关。人们来安德森癌症中心，因为它是世界上最顶尖、最权威的研究中心。任何关于子宫浆液性乳头状癌或实验性治疗的最新消息，安德森癌症中心肯定会掌握！

到达安德森癌症中心的当晚，我们在扶轮酒店餐厅吃了清淡健康的晚餐，然后回到房间等待天亮。房间里的闭路电视有一个安德森频道，我们调到这个频道，发现它正在播出冥想和可视化练习：闭上眼睛，想象金色健康的光束正笼罩着你的全身。这听起来并不十分科学，但任何能释放压力的事情都是有益的。第二天一大早，我们和一位妇科肿瘤学教授约诊，他是这个领域的一位大佬，也担任着癌症中心院长的特别助理。现在南希厚厚的棕发都掉光了，但戴着头巾的她看起来和以前一样漂亮。一位刚诊断出癌症的患者走了过来，询问她掉发的过程是怎样的，是一次性全部掉光还是会逐渐脱落？不过她很快就会担心其他的事情了。

南希的病历和病理切片已提前从新墨西哥州送来，而医生也已了解了南希的手术和病理报告以及化疗方案。"子宫内膜浆液性乳头状腺癌——这是一个棘手的病。"他说。他给南希做了一个简单的体检，体检结束后，我们一起坐在他的办公室里。他同意圣达菲的肿瘤医生所采取的一切方法，他在安德森癌症中心也会采取同样的治疗措施。他说："你得到了最先进的治疗。"我们既欣慰又有点失望地离开了。他的肯定令我们感到安慰。但是，我们曾希望他能给予我们一些新的实验发现、一个有希望的临床试验和某种安德森癌症中心的神奇疗法。

天色尚早，我们来到休斯敦市中心南部的林登·约翰逊航天中心（Lyndon B. Johnson Space Center），参观了过去的宇航指挥控制中心。这里指挥了人类首次踏上月球的阿波罗 11 号计划。那时看来，万事皆有可能。回到市里，我们参观了罗斯科教堂（Rothko Chapel）。几年前我们住在纽约的时候，最喜爱的现代艺术博物馆（Museum of Modern Art）里的画家是马克·罗斯科（Mark Rothko）和杰克逊·波洛克（Jackson Pollock）。波洛克的滴画法，总是让我感到自己正凝视着人类大脑内的疯狂运作——人脑意念在有序与混乱的波动中不断循环，擦出火花。波洛克给予人们刺激，而罗斯科则用模糊的大色块舒缓人心。在八角形小教堂里，他把这种宁静发挥到了极致——八面都是巨大的黑色画板墙。我们凝视着它们，试图从中找到图案以及一些隐晦的含义。

第九章

深入癌细胞

CHAPTER 9

事情远非表面上那样简单，看起来的"复杂"也许只是无底大洋表面泛起的涟漪。科学家道格拉斯·哈纳汉（Douglas Hanahan）和罗伯特·温伯格（Robert Weinberg）2000 年共同发表的一篇名为《癌症的标志》（"The Hallmarks of Cancer"）的全面综述，详细地描述了恶性肿瘤的变化原理，文章描述道："我正在渐渐地适应癌变的机理：单细胞不断突变，直到它'盘旋着落入兔子洞中'①，变成神秘而复杂的癌细胞。"这两位作者都是受人尊敬的研究人员，温伯格还是发现致癌基因和肿瘤抑制因子的先驱，在任何版本的名人列表中，他都是该领域最杰出、最具原创性的学者。

早在几十年前便有人认为，癌症是正常细胞不断积聚基因突变形成的。而哈纳汉和温伯格汇总了无数次的实验结果，发挥了理论洞察力，总结道，一个癌细胞在进行复杂的达尔文式进化的过程中，要想成为名副其实的"肿瘤"，必须具备六个特征：能

---

① 该说法源自童话《爱丽丝梦游仙境》，意即接连不断，愈演愈烈。——编者注

刺激其自身生长；忽略告诫它减缓生长速度的信号——这就是致癌基因和肿瘤抑制因子的由来；学会规避程序性细胞死亡的保护机制；击败通常用来限制细胞分裂次数的内部计数器（即端粒）；学会自主再生属于它自己的血管；最后侵入周围组织并扩散。

《癌症的标志》一文发表十几年后，仍是著名期刊《细胞》上最常引用的论文，堪称癌症生物学中最有影响力的杰作。《癌症的标志》中刻画的单克隆理论图景（分裂细胞及其分裂出的后代被称为一个克隆），仍是主导范式。正如宇宙学中的大爆炸理论：宇宙始于奇点（一个能量无限大的原初点）膨胀；同样，癌症始于叛逆的细胞（这一词语由温伯格提出并开始流行）扩张形成肿瘤。有了这个粗略的概念图，两位科学家便期待能够重新认识、了解癌症：

几十年来，我们已经能够根据其组成部分——其连接组件——来精确预测电子集成电路运转的方式。它们根据精确定义的规则，各自负责收集、处理、发出信号。未来20年，在彻底绘制出每个细胞信号通路图后，我们将有可能绘制出完整的"细胞集成电路"。

随着原理的全面清晰，癌症的预测和治疗将成为一门理性科学，令现在的从业者认不出来……我们设想，能够设计出针对癌症的各种特定功能的抗癌药物……我们想象，有一天，癌症生物学以及癌症治疗——目前仍由细胞生物学、遗传学、病理学、生物化学、免疫学、药理学交互形成——将成为一门概念构建与逻辑完整性可以媲美化学或物理的科学。

癌症物理学！在这毫不谦虚的预言兴起的 10 多年里，科学家们不断发现全新的、各种层次的复杂情况。细胞可被视为一种生物微芯片，其组件内又包含组件，并且其间的接线太过密集，流动性极强，以至于有时看起来不可能区分各条线路。高屋建瓴地讲，如果不考虑癌细胞在其他细胞的复杂通信网络中的地位，人们将无法完全理解癌细胞中究竟发生了什么。等到《癌症的标志》一文发表的时候，科学家们早已发现，肿瘤不是恶性细胞的均质体，其中也有健康的细胞，这些健康细胞为肿瘤扩散、进攻组织和接入血管提供了所需的蛋白质。这种异常的生态系统称为"癌症微环境"，而且整场癌症学术研讨会和整本癌症期刊，都致力于了解它。

更加复杂的问题是，人们逐步认识到，癌症基因的变化不一定是基因突变（细胞的 DNA 中核苷酸序列的缺失、添加以及重排）引起的，也可以是更为微妙的途径。让我们想一想正常的发育过程：胎儿的每一个细胞都携带着从父母遗传来的 DNA——一种用于制造身体许多组织的遗传指令。细胞分裂、分化时，整个指令脚本保持不变，但只有特定基因会被激活，以产生赋予皮肤细胞或肾细胞特性的蛋白质。这就是我们熟悉的生物学。我没想到的是，当细胞增殖时，它们的结构必须保持原有形态，并且将之传递给后代。

科学家们一直致力于拼接出细胞机制运转的概要图。我们可以以某种方式，把分子标记绑定在基因上，从而使基因永久失效——不能表达其遗传信息。（分子标记是甲基团，故此过程被称为甲基化。）可以通过扭曲基因组的形状，来增强或抑制基因的表达。在示意图中，DNA 交织的链条优雅地浮动着，好像独自漂游的水母。不过，细胞紊乱时，组蛋白簇会包裹两条相互缠绕的双螺旋链，甲基团和其他分子就可以结合到链上或组蛋白核心上，导致整个构件扭曲。此时，一些基因会暴露在外，而另一些基因则被掩藏。这种细胞功能改变、而 DNA 没有改变的过程，称为表观遗传。"表观"一词来自古希腊，表示上面的、以上、在……之上。就像细胞的基因组一样，它也有一个表观基因组——一层覆盖于 DNA 硬件上的软件层。像基因组本身一样，母细胞保留表观基因组，并传递给子细胞。

所有这一切都表明，癌症可能不仅是基因损伤的问题。干扰细胞的致癌物、饮食，甚至压力，都可能重新排列表观遗传标记，而不直接让任何核酸位点发生突变。假设一个甲基团跟往常一样会阻止某个可刺激细胞分裂的致癌基因的表达，去除该标记，细胞可能开始疯狂地分裂。而另一方面，合成太多标记通常会使肿瘤抑癌基因失活，而这些抑癌基因本来会抑制有丝分裂。而细胞（失控的）自由增殖更容易出现复制错误。因此，表观遗传变异会导致基因变化，而这些基因变化会影响甲基化，从而引发更多的表观遗传变异……如此反复循环。

实验室外，驱动人们热情地研究上述情况的动力，既有希冀也有恐惧。表观遗传尽管已被证实不会破坏 DNA 序列，但也许提供了一条让物质发挥致癌作用的途径。不过，与基因损伤不同的是，这种改变可能是可逆的。表观遗传所起的作用有多大，仍是未解之谜。正如细胞里发生的一切，控制甲基化和组蛋白修饰的基因，在不同的癌症中发生了不同突变。也许最终一切都归结于基因突变。而另一方面，一些科学家提出，实际上癌症从表观遗传被破坏开始，这为后来更为扭曲的变异奠定了基础。

更令人不安的是颇具争议的癌症干细胞理论。在正在发育的胚胎中，干细胞具有无限复制的能力——它们基本上是永生的，保持未分化状态并不断分裂。它们是具有无限潜能的媒介，当需要某种组织时，基因会在某种特定模式下被激活，干细胞则会分化成具有所需功能的专能细胞。一旦胚胎发育成一个生物体，成体干细胞便扮演类似的功能——随时准备分化、替代已受损或老化的细胞。既然健康组织来自一小组强大的祖细胞，肿瘤未尝不会如此起源。

这是对传统观点（即已获得适当突变组合的任何癌细胞都能

产生一种新的肿瘤）的一个意想不到的颠覆。想象一下，如果驱动癌症生长与扩散的只是一小部分特殊细胞，即那些以某种方式获得干细胞内在特性的细胞；一如正常干细胞会形成皮肤、骨骼和其他组织，癌症干细胞也会产生多种细胞，形成肿瘤的其余部分。但是，只有肿瘤干细胞可以无穷无尽地复制、转移、种植播散恶性肿瘤。这将使肿瘤学家的研究变得多么容易！也许化疗失败的原因，就在于他们忽略了肿瘤干细胞。只要除去这些关键物质，恶性肿瘤便会崩溃。

这个可能性很有前景，然而，我越深入研究这一主题，就越觉得困惑。肿瘤中是否有其他细胞拥有如血管生成这样的功能来帮助维系恶性肿瘤？或者，它们只是填充材料？癌症干细胞究竟从何而来？难道它们一开始是正常干细胞（像那些形成皮肤的细胞），后来被突变损害了？或者，它们是存在于成体的胚胎干细胞，然后发狂了？或者，就像其他在肿瘤内争抢位置的细胞一样，它们也是通过随机变异和选择产生的？也许肿瘤干细胞始于"普通"肿瘤细胞，褪去了自身的特性，恢复到这种原始的形式。一些实验表明，在整个肿瘤出现生长的过程中，肿瘤细胞不断在具备和不具备干细胞活性之间转换。

当我艰难地要把这一切纳入那一幅大图景时，我宽慰地发现，研究者似乎都和我一样疑惑不解。一些科学家确信，这一假说是未来的潮流；也有人认为其重要性有限——只是标准理论的一个注脚。不管新理论是否成功，癌症符合达尔文式进化过程的基本观点很大程度上仍然不会动摇：就像生命一样，癌症产生的机制仍是随机变异和选择。但作为一个试图去了解癌症本质的门外汉，癌症复杂的可能性令我望而生畏。

*****

要全面了解癌症前沿领域正在发生什么事情，需要通过美国癌症研究协会年会——全球最大、最重要的业界会议。正值早春时节，这次年会在佛罗里达州的奥兰多市（Orlando）举行，我在亚特兰大转机赴会时，就已经看到年会带来的连锁反应。青年科学家携带长纸筒保护着他们的海报，急匆匆穿过机场。展开每张海报，都可以解开日益增多的难题中的一个小环节。这一次，共有来自 67 个国家和地区的 16000 多名科学家和其他专家会聚在奥兰多，在 5 天时间里，将要展示 6000 多份新论文——以海报和座谈会的形式发布。很少有让人分心的事情。奥兰多市巨大的会议中心及周围环境形成一个具有酒店、连锁餐厅、会议厅的独立世界，好似一个沉闷版的拉斯维加斯赌场。在这些装有空调的房间里，我希望吸收尽可能多的知识。

我曾在阿尔伯克基参加并不张扬的发育生物学大会，有 3 场同步会议；但这一次大会，有十几场同步会议同时召开！从早上 7 点到晚上，中间重叠或间隔着几场主报告与培训会。信息猎手们携带着一本厚如电话黄页的会议指南（或者轻便的手机版会议指南），开始制定他们的搜索策略。10 点 30 分，分会议结束，与会人员塞窣起身，赶往另一间会议室，参加定于 10 点 45 分的会议。各会场的位置安排是仔细斟酌过的。从"肠道、病菌和基因"会场（最近关于细菌对某些肿瘤发病的作用的发现）走到"癌症中的泛素信号网络"会场，需要快速步行 10 分钟。吸引众人的是低一层的展览区，其中一些制药公司以巨大的蒸汽朋克咖啡机吸引路人——前来聆听默克制药公司或礼来制药公司有关抗癌药新物的演讲，就能获得卡布奇诺咖啡和意大利脆饼。而在安进制药公司的展台，参观者戴着 3D 眼镜观看令人惊叹的肿瘤血管生成过程的视频。十几年来，安进制药公司一直致力于研制血管生成抑制剂。在一项临床试验中，该抑制剂与紫杉醇联合用药，可使患有复发性卵巢癌的女性生存期从 20.9 个月延长至 22.5 个月，即延长了约 48 天。

观看视频时，我突然想到，13 年前哈佛大学科学家朱达·福克曼（Judah Folkman）提出肿瘤血管学说时该有多兴奋。细胞中的每一个机制，都受到拮抗机制的限制。血管生成是正常地向新生组织供血的方式。而血管抑制素和内皮抑制素分子先天地抑制血管生成（你当然不希望新的血管在身体内肆意生长），这些物质已经在老鼠身上展现了惊人的肿瘤抑制效果。著名分子生物学家詹姆斯·沃森（James Watson）的演讲发表于《纽约时报》头版："福克曼将于两年内治愈癌症。"后来，沃森致信《纽约时报》编辑，坚持说自己的发言要比记者的报道更为谨慎；然后他继续热情地说，福克曼的实验室正在进行的研究是"我一生中遇到的最激动人心的癌症研究，它带给我们希望——天下无癌还是可能会实现的"。在研究的道路上，沃森并不孤单。美国国家癌症研究所所长也称福克曼的研究成果是"最杰出、最精彩的研究成果"，是"即将到来的最激动人心的研究"，接着又添了一句常用警告："当然对老鼠有效的方法不一定对人类也起作用。"

然而，抗癌良药没有降临。福克曼的实验难以复制，后来的研究表明，一些血管生成抑制剂可能使事情恶化——肿瘤通过更快速地向安全地带转移来反击。现在，市场上也有一些抑制剂，但药效远不如预想的好。与一些标准钝边有毒物质联用，阿瓦斯汀（Avastin）可以延长病人生命若干个月，其花费高达几万美元，不良反应包括胃肠穿孔及严重内脏出血。抑制血管生成，可能会干扰手术切口及其他伤口的愈合。在奥兰多会议数月后，美国药监局权衡了风险和收益，撤销了对阿瓦斯汀作为转移性乳腺癌的治疗药物的批准。

盛大的开幕式似乎远离残酷的现实。开幕式上表彰了靶向治疗设计的先驱亚瑟·D. 莱文森（Arthur D. Levinson）在"癌症研究方面的领导力和非凡成就"，特别提到了他在研发如阿瓦斯汀等"重磅炸弹般的药物"过程中所发挥的作用。莱文森是基因泰克公司的董事会主席，该公司亦研制出了赫赛汀，用来治疗占乳腺癌病例总数 15% ~ 20% 的 HER2 受体阳性病例——这种类型乳腺癌的癌细胞有过量的生长刺激受体。对于患有转移性乳腺癌的女性，赫赛汀可以延长其数月寿命。而若是该药用于该病症的早期阶段，药效将更加显著。赫赛汀与标准化疗法联用让 85% 的女性在 4 年后治愈了癌症。相比之下，未使用该药物的女性只有 67% 康复。因此，该试验被提前终止，以便对照组中的患者也可以获益（同时基因泰克公司也能够减短将该药物投入市场的时间）。随着新疗法的公布，那些曾经害怕知道体内肿瘤为 HER2 受体阳性的乳腺癌患者（这种肿瘤极具恶性和侵略性），都欢呼雀跃起来。

然而，是药三分毒，抗癌药物亦是如此。赫赛汀同样可能影响带有正常数目 HER2 受体的健康细胞，并且有并发充血性心力衰竭症的巨大风险。即使是靶向治疗中"最高成就"的格列卫也有不良反应。该药物几乎能够控制住慢性粒细胞性白血病，然而患者必须终身服药，以防止癌症复发。而另一种旨在通过加强人体免疫防御系统，从而抑制肿瘤的药物，也存在一些问题。名为细胞因子的免疫系统增强剂被注入血液中，或者先抽出患者自身的免疫细胞，修饰它们以提高其杀伤力，再注回体内。这些试验疗法的风险性在于，要防止免疫系统过度警戒，乃至做出疯狂的过度反应，误以为身体本身是一个入侵者，引发灾难性的自体免疫反应。

　　我正思考什么才算是"重磅炸弹般的药物"时，观众席因一阵乐曲而沸腾雀跃起来。我还是头一回遇到有音乐旋律的科学会议。国家癌症研究所所长哈罗德·瓦尔姆斯（Harold Varmus）登上了讲台。为了照顾成千上万的观众，每一位演讲者的影像与演示视频都被投射到六组双屏幕上——一半用于展示讲台，另一半用于展示幻灯片。这些画面显得如此巨大，以至于发言者本人从远处看去，渺小得有些滑稽，好像《绿野仙踪》中的奥兹法师[①]。瓦尔姆斯以一条好消息开场：癌症总体发病率和死亡率每年都在下降。当然，这是校正了人口老化之后才有的结果。他提醒众人，可怕的现实是，婴儿潮世代[②]人群普遍已经六七十岁了——癌症高发年龄。即使人均患癌率有所降低，但绝对的病例数仍在飞涨。同时，政府科研经费的增长根本无法赶上通货膨胀的速度。瓦尔姆斯感叹："我们不只是变穷了，同时也身处于一个充满不确定性的国度。"

　　听着这些采用最先进视听设备展示的奢华演讲，我很难将癌

---

①　奥兹法师，童话《绿野仙踪》中藏在窗帘后虚张声势的胆小法师。——编者注

②　1946—1964 年美国人口出生率大幅度上升，被称为婴儿潮时代。——编者注

症视为医学界受忽视的"继子"。所有医学研究都受到预算削减的威胁，但是当你在预算中加入用于药物研究的政府拨款（这证明了药品昂贵、动辄上万的合理性），以及通过长期电视节目筹集的、由富人捐赠的私人资金（富人为的是让自己摆脱死亡，或希望建立一个医疗中心来缅怀所爱的某个人），你会发现，大量资源正在涌向癌症研究，使我们能更深入地了解癌症。然而，额外增加数十亿美元的投入能否加速研发出新药，这一点永远是未知的。新研发的用于治疗晚期癌症的药可以没有放化疗的不良反应吗？可以真正治愈癌症，而不仅是延长了几周或几个月的生命吗？死亡率可以像心脏病那般急剧下降吗？人们能否停止叹息：我们在与癌症的斗争中，正在节节败退？

这场与癌症的斗争可以如此有利可图！我惊讶地发现有这么多顶级大学研究员涉足商界。即将卸任的美国癌症研究协会会长伊丽莎白·布莱克本（Elizabeth Blackburn）曾因在端粒及端粒酶方面的研究成果获得诺贝尔奖，也是端粒健康公司（Telome Health，Inc）创始人与下设咨询委员会的主席。一周下来，每一场演讲必须以固定的幻灯片模式开场，用以披露所有的利益相关方。显然，也有人对于这一要求心存不满。一些演讲人翻动幻灯片的速度飞快，让观众无法看清。我想起了一些电视汽车广告里，用一个滑稽加快的声音迅速喷涌出细则和免责声明。一次全体会议上，演讲人慌忙说道，她的幻灯片丢失了（原本是要向众人展示，她和丈夫是一家正在研发癌症靶向药物的上市医药公司的联合创始人）。其他的演讲人自豪地声称他们没有什么要披露的（这通常会赢得掌声），其中一个人说道，他面临的最大的相关利益是，他已致力于研究皮肤癌治疗长达 25 年，"因此，我真的希望这东西能够有效"。

医学巨擘瓦尔姆斯，因为在病毒与致癌基因研究方面的开创性成果，与迈克尔·毕晓普（J. Michael Bishop）分享了诺贝尔奖。他似乎很高兴中途解决了研究经费问题，如此他可以继续研究一些最令人困惑的问题：为何某些癌症，例如睾丸癌、白血病、淋巴瘤，仅予化疗便可治愈；而其他一些癌症却顽固地抗药不愈？肥胖人群具有较高患癌风险的生物机制是什么？为何患有神经退行性疾病（如帕金森综合征、亨廷顿舞蹈症、阿尔茨海默病以及脆性 X 染色体综合征）后再患常见癌症的风险似乎较低？为何人体不同组织的患癌倾向迥然不同？听着这些问题，我突然意识到自己竟从未听闻过心脏癌（这类癌症确实有，但极少见）。

上午余下的时间，其他杰出人士相继登台，畅谈未来，每位发言人均以激动人心的乐曲以及注有免责声明的幻灯片开场。研究人员借助最新技术，可对癌症细胞的基因组进行测序，并且测序速度较前些年快了很多。通过对比肿瘤基因组与正常细胞基因组，他们能以前所未有的微观程度，观察恶性肿瘤的突变。其中一些结果很是令人吃惊。通常来说，需要 6 个左右的受损基因，才能颠覆 1 个细胞。但两种相同类型的癌症（乳腺癌或结肠癌），并不需经由同种组合的基因突变而产生。基因组学的研究表明，某些癌症可能会涉及几十个甚至几百个基因突变。在人类基因组约 25000 个基因中，至少有 350 个已经被确定为可能的癌基因——这类基因能以某种方式发生改变，从而获得一项竞争优势。据预测，这个数字最终可能达到数千。

我们已经说过很多次"癌症不是一种病，而是一百种不同的疾病"。现在我们说癌症是数以万计携有不同分子标签的疾病。有朝一日，随着科技的发展，科学家或许能够以常规方式分析出每一个癌症的特征，并向每一位病患提供个体化、具有针对性的精准疗法。我们对未来寄予厚望。

*****

我们几千人走出了大礼堂，分散到似乎由巨大洞穴构成的会展中心。每一个演讲厅、每一条贴满海报的走廊，都详尽展示了癌症主题的精制作品。一些论文论述了极化现象——健康细胞可以分辨出前与后。这使得上皮细胞能够在组织内定位，如此一来，头发、鳞片以及羽毛都以同样的方式倾斜。一个细胞在有丝分裂过程中必须极化，在其分裂成两个相同的细胞之前分配好"内容"。如果一个迁移的细胞运输蛋白质的方式能够保持其不断向前而不后退，好像坐在一条传送带上，该细胞就是呈极化状态。人们已经发现了涉及极化的某些分子通路，而在癌细胞中，它们位列于那些可能出现偏差的事物中。这到底是恶性肿瘤的症状还是病因？又一个未解之谜。

人们正在思考这一问题的时候，另一会场的研究者正在讨论细胞死亡的诸多不同类型。细胞凋亡通路关闭是公认的癌症标志，而化疗通常通过强制细胞重新恢复凋亡来发挥作用。不过，也有细胞自噬（细胞由内吞噬自己）、细胞侵入性死亡（细胞吞噬与之临近的细胞）以及细胞坏死性凋亡；类似于细胞凋亡，细胞坏死性凋亡涉及的分子，被称为死亡受体和 RIP（受体相互作用蛋白）。这些或许也可用于控制癌症。会场上放着一本关于细胞死亡的期刊。观众中有一名身穿黑色 T 恤的女性，T 恤上印着晦涩的"细胞死亡 2009：旅途无障碍"。即便是在癌症的世界里，依然有许多小小的亚文化。

其他发言者思索着"癌细胞将其代谢类型由有氧转变到无氧的奥秘"。癌细胞贪婪地消耗着葡萄糖，此现象名为瓦尔堡效应（Warburg effect）。这种低效利用能源的方法，帮助它们在缺氧的肿瘤深处生存下来，但癌细胞在有氧环境中也会如此转换代谢方式。其中一个原因可能是代谢类型的改变使它们能吸收更多原料，用于细胞再生、增殖。曾经有一个讲座，讲解癌症细胞躲避免疫系统破坏，或是吸引巨噬细胞与之结盟，收编免疫系统为己所用的方式。而慢性炎症的侵蚀，不仅牵涉很多疾病（如类风湿性关节炎、克罗恩病、阿尔茨海默病、肥胖症、糖尿病等），也在癌症中起着一定的作用。幽门螺杆菌引起的胃炎或肝炎病毒引发的肝炎，更易发生癌变。但是哪些是原因，哪些是效应呢？人们仍在探索这一化学通路。一个专题会议讨论了涉及老化过程的所谓"长寿蛋白"如何也在炎症、肥胖症及癌症中发挥作用。

生物学可以归结为基因在细胞内或细胞间以一种"不断的分子啁啾"方式进行交谈。然而，我没有想过，人体组织中的基因也可以跟寄居、占领着我们身体的微生物基因进行交谈。这也许本应是显而易见的。我们的皮肤与消化道、呼吸道都布满了细菌，其中，许多细菌发挥共生作用——肠道细菌分泌酶以促消化。而这些单细胞生物里的基因，既能在微生物之间传递信号，也能与人体细胞交换信号。虽然我们认为细菌是"乘客"，但它们在数量上超过我们自身的细胞，和我们身体细胞的比例约为10：1。令人记忆深刻的是，我们每个人身上的微生物基因数目，也超过了人类基因数量，其比例约100：1。甚至还有一个人类微生物组项目，对这些细胞自由基的基因组进行测序。癌症是一种信息病，是细胞转导信号的混乱，因而现在有另一个领域可以探索癌症。

染色体组、表观基因组、微生物组——科学家们现在也开始谈论蛋白质组（可以在细胞中表达的所有蛋白质的组合）和转录组（各种形形色色的 RNA 分子），还有代谢组、脂质组、调控组、等位基因组、降解组、酶组、炎症小体、单细胞互作组、操纵子组、假基因组……而环境暴露组就是我们所接触到的一切环境，行为组包括可能会改变我们患癌风险的生活方式因素。文献组（bibliom）是无休止扩张的科学论文文献馆藏，而这个时代的细微专业化和"组学"泛滥的诅咒都是为了区分逻辑无关组（ridiculome）和关联组（relevantome）。

　　我在笔记本上潦草记录，或徘徊走廊思考一些新奇想法，我想到多年以来，我们对于细胞生物学的理解已经改变了多少啊！我犹记得，大学时代背包旅行时阅读詹姆斯·沃森《双螺旋》（*The Double Helix*）时的激动；再后来，我坐在山中小屋的火炉边，细品《纽约客》刊载的霍勒斯·弗里兰·贾德森（Horace Freeland Judson）的巨著《创世纪的第八天：20世纪分子生物学革命》（*The Eighth Day of Creation: Makers of the Revolution in Biology*）的选段。分子遗传学好似由乐高积木组装成的、干净清爽的结构。基因虽然有创造和管控生命的伟大力量，却仅仅由 4 个核苷酸代码（G、C、A、T）排列组合而成。核苷酸轮廓各异，凹凸匹配组合形成 DNA，并以 DNA 为模板合成信使 RNA，然后运送到利用信使 RNA 来合成蛋白质的核糖体上。这些"车间"里，有一种称为转运 RNA 的分子，作用就像适配器插头，使得每 3 个核苷酸能匹配一个特定的氨基酸；20 种不同转运 RNA 单位按一定的顺序排列，就生成一种特定的蛋白质。这些蛋白质中就包含了那些帮助遗传机制运转的酶。该理论的极简版是弗朗西斯·克里克提出的生物学"中心法则"：从 DNA 到 RNA 再到蛋白质。

复杂问题接踵而来。DNA 上的核苷酸并非都是用来编码蛋白质序列的。一些序列用于合成信使 RNA 和转运 RNA；其他的担任控制开关，上下调节基因表达的数量来调控蛋白质产物。随着这一切错综复杂、环环相扣的机制，你几乎可以自娱自乐地幻想：这些全都是一名工程师的产品。但大自然如此复杂，例如基因是不连续的，它们被乱码打断。由于遗传信息要重新转录成信使 RNA，这些缺陷（内含子）必须被编辑剔除。它们是演化与熵共同造成的事故。事实上，整个基因组似乎只有小部分发挥作用（编码蛋白质），其余被称为"垃圾 DNA"的碎屑基因，已瘫痪废弃了数百万年。一些假基因是被病毒"走私"进来的，而其他假基因则是基因错误复制、粘贴到基因组其他部分而产生的。由于没有迫不得已的理由来清除碎片基因，它们将一代代地传承下去。

恐怕无法想象这么多沉默与静止的基因组。在其不断的修修补补中，进化肯定会为这些被丢弃的部分寻找新用途。20 世纪 90 年代早期，科学家开始注意一种由某些垃圾 DNA 产生的 RNA。它们会黏附在信使 RNA 上，并阻止其传递信息。基于其小体积，它们被命名为microRNA（微小RNA，在编纂细胞生物学词典的时候，像这样的术语会被组合起来构成一个新词）。它们种类繁多，随着数量增减，可以调节各种蛋白质的生产。就像细胞中几乎所有其他成分一样，它们必定会在癌症中发挥作用！假设有一段微小RNA，其作用是阻止某种促进增殖的癌基因的表达，那么如果细胞内产生的这类RNA过少，就将促使癌细胞增殖。而另一种微小RNA的过量表达可能导致肿瘤抑制因子的表达受到抑制。其实这些分子中有一个可能会调节几个不同的基因，导致"缠绕"式的复杂效果。垃圾DNA的突变已被认为是无害的，但如果它们扰乱了微小RNA们的平衡，会促使细胞转变成恶性肿瘤细胞。

　　科学家们越深究，就发现越多类型的RNA。其中一些分子可能是废料和废弃物，是细胞日常运作遗留下来的碎片。而其他的分子似乎是有其用途的，如LincRNA（长链基因间非编码RNA）、siRNA（小干扰RNA）和piRNA。piRNA的意思是和Piwi相互作用的RNA，而Piwi（P-元素诱导懦弱睾丸）是另一个（其他的还有fringe、Hedgehog等）有着愚蠢名称的基因。还有Xist RNA和Hotair RNA，无论名字从何而来，重要的是：这些分子也能起到调节细胞内化学的作用。如果它们的平衡被打破，就可能会导致细胞生长失控。一些不愿随大流的科学家认为，这些新发现的RNA的重要性被夸大了。而其他科学家则认为这些RNA预示着一场革命。一位哈佛大学科学家在奥兰多描述了新的全面理论，宣称其"打破了中心法则"。该理论认为，基因与假基因交谈时，是通过一门由外来的 RNA 组成的字母语言。如果他是正确的，那么就还需要破译另一种代码，只有这样，我们才能真正理解细胞通路以及它们是怎么出错的。

"垃圾"也有用途。99% 的基因存在于寄居我们体内的微生物里，而不是我们自身的细胞里。这里，背景与前景、主角与配角似乎换位了，我想起当大部分宇宙被证明是由暗物质和暗能量组成时，宇宙学领域发生了什么。然而，大爆炸理论面对所有新阐述，站住了脚。这不像以前那么干净简单，但它提供了画面的大致框架，在这个框架中，畸变等现象都合乎情理了。癌症研究中发生了相同的事。在奥兰多会场，一个接一个的演示都包括一份 PPT 幻灯片，展示了哈纳汉和温伯格关于癌症的六大标准。没有这个试金石，一切都会乱套。就在一个月前，这两位科学家发表了一份后续论文：《癌症的标志：下一代》。回首独创性论文发表后的十年，他们总结道，这一范式比以往更加强劲了。当然仍然很复杂。癌细胞的微芯片貌似是一个单晶体管，可能会是微芯片中嵌套着微芯片，它躲在电路更密集的微芯片的芯片里。干细胞和表观遗传学可能会发挥更大的作用。最后，癌症的标志可能会超过六个。希望在于，其数量将是有限的并且相当少。

会议期间的一个晚上，我偶遇一群科学家涌进酒店的宴会厅，他们在一天的吸收和输出信息之后，已经疲惫不堪。宴会厅里，豪华自助餐的摆放很有策略：烤牛肉配上俄勒冈州蓝奶酪、意式烤鸡胸番茄芝士沙拉、迷你蟹肉饼和西南鸡馅饼；调酒师在六个吧台提供大量美酒。这是安德森癌症中心每年的招待会。自从南希和我为了征询另外的医疗建议，在 1 月一个伤心的一天去过那里之后，该机构的标志已经改变——"癌症"一词被加上了删除线。我想知道这是哪个营销笨蛋想出来的主意。这看着很俗，并且从癌症患者的角度看，这种乐观太残酷。

从安德森癌症中心招待会出来后，人群向前进入一个更大的宴会厅，里面是由美国癌症研究协会承办的舞会，主办方提供了丰盛的饮料、甜点。一支灵魂乐队正弹奏着老斯莫基·罗宾逊（Smokey Robinson）的老曲调，乐手拿着无线麦克，身后亮起了蓝色和红色聚光灯，试图吸引人们走入舞池。先有两对舞伴跳舞，后来有六对，而到十点钟时，已然有五十对了。人们像漩涡一样旋转起舞，并将其他人卷入舞池。当我走回走廊，节奏已经放缓，灯光也变柔和了，这位歌手正唱着"温柔地杀死我"——而这绝不是癌症的行为方式。

第十章

代谢紊乱

CHAPTER 10

1928 年，在伦敦圣玛丽医院的一间实验室里，亚历山大·弗莱明（Alexander Fleming）发现了青霉素。弗莱明一直在培养皿中培养葡萄球菌，有一次，他休假回来，发现一个霉菌菌落污染了葡萄球菌。在这一菌落的周围，都是死去的细菌。弗莱明分离出其中的真菌，发现即使将这些真菌稀释 1000 倍，它们仍然强大得足以杀死其他微生物。他接下来的研究表明，这种来自青霉属（genus *Penicillium*）的真菌，能够有效对抗链球菌、肺炎球菌、脑膜炎双球菌、淋球菌、白喉、炭疽等。只需要注射几剂青霉素，就能够解除这些昔日"杀手"的武装，让我们长寿到足以患上癌症。

不久，圣玛丽医院作为一个校区，并入帝国理工学院医学院。在一个下午，我穿过海德公园去拜访帝国理工学院公共卫生学院院长埃利奥·瑞博利（Elio Riboli）。瑞博利 40 多年来致力于流行病学研究，关于什么致癌、什么不致癌，他尤其具有话语权。化学致癌物作为一种致癌因素，并没有我想象中那么重要；那些支持或反对食用某些食物的争论，仍像以往一样让人摸不着头脑。而瑞博利似乎可以帮助我理清思绪。

　　这是一个晴朗的春日，我漫步校园，试图想象自己正置身于工业革命的灰暗时代，空气中弥漫着浓浓的烟雾和煤尘。18 世纪末期，身在伦敦的波希瓦·帕特（Percivall Pott）提出，烟囱清洁工所患的阴囊肿瘤与其常常暴露于烟尘中有一定关系，这是人类早期摸索得出的癌症理论之一。烟囱清洁工们可并不像迪克·范·戴克（Dick Van Dyke）在影片《欢乐满人间》中扮演的角色那样欢乐。这些孩子由于营养不良而异常瘦弱，为了区区几毛钱，常光着身子爬过肮脏的烟囱通道。帕特写道："他们的命运极其艰难，从孩童时代开始，就遭到残酷的虐待，挨饿受冻几乎致死。他们被强行推入狭窄甚至灼热的烟囱，埋身其间，遭受烧灼、窒息之苦。而当他们到了青春期，又易于罹患严重的、痛苦而致命的疾病。"最佳治疗方法是在没有麻醉的情况下切除阴囊的癌变部分。这一疗法须及时实行、不容耽误，因为一旦癌细胞扩散到睾丸，即使采取去势治疗，往往也为时已晚。

　　我曾多次做过这样的试验：在某些情况下，溃疡在手术之后愈合得很好，患者貌似情况良好地离开医院，但他们往往会在几个月内重返医院。有的病人在另一颗睾丸或腹股沟的腺体中发现相同的症状。有的病人面色苍白，面容沉重，疲惫无力，体内疼痛频繁、剧烈，这表明某些内脏已发生病变；紧接着，便是痛苦的死亡。

　　据推测，致癌的原因是烟灰通过摩擦进入了工人们破损的皮肤。而欧洲大陆的烟囱清洁工穿的防护服像潜水服一样，他们就没有罹患此类癌症。同样在爱丁堡也没有发现这种癌症。爱丁堡的烟囱棱角不多，比伦敦的烟囱更狭窄，所以这些烟囱通常是用一把负重的扫帚从上至下进行清扫。但是，并不能就此得出简单的因果关系，因为即使是在伦敦的烟囱清洁工中，这种癌症也很罕见，并且可能需要 20 年才会病发。为什么病灶总是阴囊，而不是与此致癌物直接接触的其他部位呢？即使有一些关于脸部生疮的报道，但也寥寥无几。因此，这里面肯定还有其他因素。我想起了 20 世纪早期日本科学家山极胜三郎（Katsusaburo Yamagiwa）的实验：通过给兔子耳朵涂抹煤焦油，诱发"从米粒至麻雀蛋"大小的肿瘤块。但这个过程异常艰苦，且要经历数万次失败，不断反复地涂抹这些致癌物，才会出现肿瘤。

　　职业暴露也是意大利内科医师圣贝纳迪诺·拉马齐尼（Bernardino Ramazzini）的焦点，1700 年，他出版了著作《工人的疾病》（De Morbis Artificum Diatriba）。拉马齐尼兴趣所致，研究对象广泛，不仅包括工人、商人，还有药剂师、歌手、洗熨衣物的女工、运动员、农民，甚至包括"学者"——其中有数学家和哲学家，以及像他那样的医师。所有这些人都易于遭受职业病的折磨，但他在书中唯一提到的癌症，发生在修女身上。拉马齐尼注意到，她们往往比其他妇女更容易患上乳腺癌。他写道："在意大利每个城市都有几个修女宗教团体，而每一个修道院里，都能找到患乳腺癌的修女。"他将此归因于禁欲，以及子宫与乳房之间"神秘的共同感应"，这也可以解释乳腺如何在女性生产后适时地分泌乳汁。他写道："我们必须相信造物主为子宫和乳房配置了一些特有的结构组织，其中一些机制我们到目前都未能了解。真理尚未被全然征服，也许随着时间的推移终会揭晓这些奥秘。"

直到 20 世纪，科学家们才能够详细阐述复杂的性激素系统，它通过血液循环到达身体各部位。性激素有许多作用，其中之一就是协调子宫与乳房的活动。修女们放弃了孕育和哺育孩子，因此经历了更多的月经周期。她们在不知不觉中增加了与体内致癌物（雌激素）接触的概率，从而使细胞分裂加速，也增多了基因突变的概率。

终身独居还是有个别好处的。一个半世纪之后，另一位意大利人多梅尼科·里戈尼－斯特恩（Domenico Rigoni-Stern）观察到，修女患宫颈癌的概率极低。这一发现揭示了宫颈癌主要病因是通过性交传染的人乳头瘤病毒。烟囱烟灰、性激素、少数情况下的一些病毒……很多因素都可以引起细胞快速增殖，同时，还有很多因素有待了解。

瑞博利是一位受人尊敬的意大利医生，他致力于非凡的研究工作——寻找各种癌症诱发因素。1980 年，他在米兰大学同时获得了医学博士学位和公共卫生硕士学位，后又在哈佛大学获得流行病学硕士学位。我到达伦敦校区时，他正在办公室等我。瑞博利又高又瘦，温文儒雅，说话轻声细语。他坚信，通过适当锻炼和控制体重，人们能够战胜心脏病和癌症。在接下来的一个半小时里，我们谈到了他在流行病学研究课题中的收获。回头想想几个月前，我再次震惊于营养学的双刃剑效果：现在对你有益的一些东西，某一天可能对你造成伤害。我很好奇，我们能在多大程度上控制自己患癌症的风险？

早在瑞博利开始研究前，人们已经很清楚烟草是导致肺癌最主要的因素。很明显的是，其他癌症的起因也能追溯到某些化学物质，比如排放到空气和水中的工业污染物、食品残留的防腐剂及农药等。

他说，"当时的权威观点是癌症必定是由致癌物引起的。"化学物质、病毒、细菌都有影响。但是早期研究表明的迹象并不支持这一假设。"尽管我们已经大量研究了某些最常见的癌症（如乳腺癌、直肠癌、前列腺癌），但是并没有发现任何一种对人体有显著影响的致癌物。"瑞博利并不是说致癌物质对人们没有影响。"人们会接触到空气、水中大量的致癌物质，它们确实会引发癌症。但是，我们还完全不知道50%～60%的癌症是如何产生的。"

只有在少数情况下才能直接将病因归于遗传性基因缺陷。对移民的研究证实，携带相同基因的人移居新国家之后，第一代移民者患上移居地高发癌症的风险增加，而患上故乡高发癌症的比率降低。一项由多尔和佩托开展的颇具影响力的研究表明，癌症最重要的成因是人的行为，其中最有可能起作用的是我们的饮食，这一点已逐渐成为人们的共识。

第一条线索来源于实验。研究人员并未在实验兔的耳朵上涂抹煤焦油，而是给兔子喂食不同数量和品种的食物，观察它们会长得多胖。"一些样本中并没有使用化学致癌物质，仅仅是调节饮食，即改变兔子的肥胖程度。实验表明，肿瘤发生的概率有所变化。"瑞博利说。起初，他认为病因可能是过量的高脂食物，但进一步的研究表明，罪魁祸首并不是过多的脂肪或者其他营养成分（葡萄糖、蛋白质等，并非具体食材），而是卡路里的总摄入量——肥胖本身就是一个主要的致癌因素。

有些食物的致癌风险似乎比较小。食用过多高盐食物易患胃癌，食用过多红肉和加工肉类易患结肠癌，这可能是因为其中含有亚硝胺、N-亚硝基化合物等物质。瑞博利说："上述食物与癌症的相关性不像吸烟和肺癌那样有很强的联系，吸烟对肺癌的影响是巨大的。我们所讨论的是一些让罹患癌症的风险比正常人高1.5 ~ 2倍的生活习惯。"对一个人来说，如果致癌风险开始时很低，即使将其加倍，他罹患肿瘤的概率也还很小。但以数以百万计的人口规模来看，它可能会对公众健康产生显著影响。然而，进一步的调查需要大规模的流行病学研究，而研究结果也许令人沮丧并难以解释。

瑞博利回忆道："20 世纪 80 年代是一个非常具有挑战性的时代。"癌症研究人员分化成两个派别。他想起了但丁时代的佛罗伦萨，好斗的归尔甫派分裂成内里派和比安奇派——黑派和白派。"我们也有两个派别，一派说癌症是由环境致癌物质引起的；另一派说没有环境致癌物，癌症也会发生。我从致癌物派转移到了生活方式派。"他开始对可能预防癌症的因素（而不仅是引起癌症的因素）感兴趣。

在接下来的 10 年里，他帮助世界癌症研究基金会（WCRF）和美国癌症研究院（AICR）回顾了约 4000 项营养与癌症关系的研究，并从中寻找规律。1997 年，课题组发布了题为《食品、营养和癌症预防的全球化视角》的报告，灵感来源于我妻子南希确诊前几年风靡一时的"一天 5 份计划"。基于现有的最佳证据，水果和蔬菜似乎具有非凡的力量："每日饮食以大量果蔬为主的人，癌症发病率可降低 20% 以上。"首要的推荐是每天要食用 5 份甚至更多的"以植物为主的饮食"。在备受欢迎的《纽约时报》专栏"个人健康"上，简·布罗迪（Jane Brody）总结了一些研究中值得注意的具体建议：

富含防癌物质的食品包括洋葱类、卷心菜类（如西兰花、菜花、白菜、甘蓝和芽甘蓝）、干豆类、番茄、深黄橙色的果蔬（如红薯、哈密瓜和南瓜）、柑橘类水果、蓝莓、李子和葡萄干等干果。

如果一切都如此简单就好了！然而 10 年后，2007 年，出现了令人失望的后续研究成果。瑞博利再次成为此项研究的一个关键成员。即使已经拥有了更多、更充分的证据，果蔬之谜仍未能解开。还有一些"有限"的、"可能"的证据表明，这其中的某些食物可能会稍微降低患某些癌症的风险，但作者总结道："目前果蔬预防癌症的证据还不能令人信服。"

早期报告的问题是：结论大量基于回顾性研究（后续报告也存在这一问题，不过程度轻一些），这必须依靠人们记住其在癌症的潜伏期——几年甚至几十年前吃了什么。瑞博利说："询问一位 70 岁的结肠癌患者在其四五十岁时的饮食习惯，这未免难度太大。吸烟或饮酒问题则更容易得到明确回复，因为这些习惯具有重复性和稳定性"，是一些你能够记住的事情。这强过问："你多久吃一次胡萝卜？吃了几个梨，多少草莓，多少鸡蛋——包括在所有食物成分中含有的你不知道的鸡蛋？"瑞博利相信更好的答案应该出自前瞻性研究，即对足够大量样本人群进行日常生活的长期研究，这样就可以很容易地将癌症患者与未得癌症的人进行比较分析。瑞博利说："我们不必去问卧病在床的癌症病人多久吃一次沙拉，而是从正常生活的人群中收集信息。"

世界癌症研究基金会研究项目还在进行时，瑞博利已经被推举组建了欧洲癌症与营养前瞻性调查组织（EPIC，后文均简称为欧洲癌症与营养组织）。20 世纪 90 年代，研究人员开始监测 10 个国家 52 万人的健康状况。该组织定期抽取其血液样本并用液氮保存，身高、体重和病史都被记录在案，同时还收集了饮食和运动方面的信息。年复一年，随着数据库的完善，各个大学和政府机构的调查人员开始寻找其中的相关性。

依据 2007 年报告展示的一些初步研究结果，人们关注的焦点不再局限于水果和蔬菜。此后出现了更多惊喜。截至我和瑞博利的谈话时间，这项研究中的 50 万人里，约有 6.3 万人罹患癌症。只有少量证据表明大量食用果蔬能起到预防癌症的作用，它们没有显著降低患癌的总体风险，甚至具体到某一特定的癌症也是无差别的（比如乳腺癌、前列腺癌、肾脏和胰腺癌）。一些迹象表明，果蔬对肺癌、口腔癌、咽癌、喉癌、食管癌有微小的保护作用，尤其是对吸烟者。但是以此做更多的推测还为时过早。除了吸烟，酗酒也是引发癌症的一个危险因素。正如人们所料，过度吸烟和饮酒的人也很少吃水果和蔬菜。初步研究还发现，这些食物可能降低了一点点患结肠癌的风险，但这一点仍存有争议。

在《国家癌症研究所学报》（*Journal of the National Cancer Institute*）的一篇社论中，著名营养学家、瑞博利的老同事沃尔特·C. 魏勒特（Walter C. Willett，也是很有影响力的"护士饮食与生活方式的健康调查"的领头人）指出研究人员们一直"过于乐观"，欧洲癌症与营养组织的研究结果至多是进一步证明了"摄入果蔬的量与患癌症的风险之间联系甚微"。多尔和佩托已经清楚地认识到：人造致癌物并不是罪魁祸首；现在看来，水果和蔬菜也不是灵丹妙药。

但饮食与癌症也并不是毫不相干的。欧洲癌症与营养组织的研究人员估计，一个 50 岁、每天摄入大量红肉和熟食（每天超过 160 克）的人，10 年间患结肠、直肠癌的风险是 1.71%，比每天摄入量不到 20 克的人高 0.43 个百分点。变化是从 1.28 到 1.71。

一天 150 克红肉和熟食等同于大量的汉堡包和热狗，但还应考虑一些混杂因素。虽然该项研究考虑到了吸烟、饮酒和其他因素的影响，但这些"食肉动物"的其他行为因素可能影响了研究结果，而且其他研究得出了相互矛盾的结论。流行病学调查研究具有不确定性，关于什么是因、什么是果这个不可避免的问题，总是难以定论。要获取答案仍需要大型随机试验，需要一组受调查人群完全按要求多吃某些食物，而另一组受调查人群吃得少一些。也许在严格执行 20 年或 30 年后，你能有信心地说两者之间患癌症的风险是否存在差异。欧洲癌症与营养组织有望收集到未来几十年的数据，兴许这会带来一个好消息。

*****

　　除了纯粹地研究饮食问题，欧洲癌症与营养组织也加强了对肥胖的研究。一项研究发现，从 20 岁起增重 15 ～ 20 千克的老年妇女，患乳腺癌的风险增加了 50%。在以往的动物实验中，无论原因如何，肥胖本身似乎就是致癌因素。加上缺乏锻炼，肥胖可能导致高达 25% 的致癌风险，而饮食方面的原因则下降至 5%。几十年的营养和医学研究得出的结论表明，人体储存和利用能量的方式，比我们所吃的食物更容易引发癌症。

　　代谢问题的中心环节是胰岛素的作用。我们进食时，葡萄糖（血糖）水平上升，这时胰腺分泌胰岛素，给细胞传递信号，令其直接消耗能源，并将多余的葡萄糖转化为糖原（多糖）或脂肪进行能量储存。当血糖降低，细胞又通过将糖原转化为葡萄糖来消耗能量储备。当需要更多的能量时，脂肪细胞释放出它们的长期能量储备。然而，有时候我们的身体会出错，生成的胰岛素过少，或者机体对胰岛素的敏感性下降。当后者发生时，胰腺会相应地分泌更多的胰岛素，而细胞则会变得更加抗胰岛素，导致更多的胰岛素被分泌。我们称这种恶性循环为"代谢综合征"，包括高血压、心血管疾病、糖尿病、肥胖等慢性疾病。它在癌症的出现中也发挥着作用。其中原因复杂，胰岛素和与其密切相关的激素 IGF（胰岛素样生长因子）会刺激癌细胞生长，使肿瘤增大，甚至促进血管生成。此外，胰岛素还参与性激素的调控。胰岛素水平升高会加速体内脂肪的堆积，并促进脂肪细胞合成雌激素。胰岛素、雌激素、肥胖和癌症可以联结到同一个代谢节点。

人体进化出这样的相互联系，是有道理的。为了生育健康婴儿，妈妈必须要有充足的营养。饥荒时期，人体没有多余的能量储备，代谢机制的反应是降低雌激素的分泌——告诉人体"这不是怀孕的好时候"。然而随着食物摄入量的增多，母亲用于孕育孩子的脂肪得以积累，体内释放更多的雌激素，从而刺激排卵以及分娩后产生母乳。这就是300多年前拉马齐尼便想知道的"神秘的共同感应"的基础。但在食物丰富甚至过剩的时代，这样的感应并不是一件好事。月经初潮的年龄提早了，所以雌激素的循环次数增加，患乳腺癌的风险也提高。增加的营养也促进了生长激素的释放，这是患癌症的另一个危险因素。瑞博利说："这说明正常生理过程的调节物质保持正常运作，且不引起任何疾病，这一切对人体晚年患癌有重大影响。这不是化学、物理或病毒的致癌作用，而是新陈代谢的致癌作用。"癌症是一种全身性的体质问题，这种古老的观点，以一种更为复杂的形式回归了！

脂肪的存储量也会通过促发恶性肿瘤的方式来影响免疫系统的功能。除了脂肪细胞，脂肪组织中还含有大量的巨噬细胞，它们可以涌向感染处吞噬病原体，也可以让癌症发作。脂肪细胞自身也能分泌一些导致炎症的物质，具有参与新组织快速生成的愈合机制。这与肿瘤的生长有千丝万缕的联系。100 多年前，鲁道夫·魏尔肖提出，慢性炎症可以促进细胞增殖，是致癌的原因之一（这或许可以解释为什么在一些研究中阿司匹林和其他抗炎药物降低了患癌风险）。肥胖已经被描述为一种"低度慢性炎症状态"，而肿瘤则被称为"永不愈合的伤口"。在这个跳动的、灼热的、充满脓液的伤口后，隐藏着许多看不见的玄机——趋化因子、整合素蛋白酶、中性粒细胞、单核细胞、嗜酸性粒细胞……炎症还与代谢综合征和糖尿病有关。一些过度超重的人为了减轻体重接受了胃分流术，对这群人的研究揭示了癌症、肥胖、糖尿病这三者之间强有力的联系。当他们体重减轻后，糖尿病病情好转，并且有证据表明他们患癌的概率也降低了。

　　研究得越深入，这一切就越复杂。应激激素皮质醇和调节睡眠的褪黑素也参与能量代谢循环、雌激素水平的波动和炎症过程。流行病学研究表明，经常晚上加班的女性患乳腺癌的风险可能更高。考虑到这一研究和其他关于"日光和睡眠周期对身体的影响"的研究结果，世界卫生组织将"扰乱昼夜节律的轮班工作"加入可能的致癌物名单中。这是一条值得探索的途径，所有这些现象都是细胞参与的结果，要理解癌症就需要厘清这些脉络。近几十年来，癌症的总发病率逐渐趋于平稳，这说明我们的身体正学着适应新的节奏吗？我们无法将 21 世纪的癌症发病率与几百年前的发病率相比较。如果从长期来看癌症发病率增加了，那么可能是现代化的变迁扰乱了我们的内在代谢水平。

我联系上瑞博利的时候，他和同事们已经不怎么研究花椰菜、白菜、甘蓝等，而更多地讨论身体能量的平衡，以及长期以来人体代谢的变化。我曾经读过关于所谓"史前饮食是水果蔬菜多，还是肉类、脂肪多"的争论。无论怎样，史前饮食一定含有较少的精细碳水化合物和糖分，即那些能量丰富的食物——它们能很快进入血液并引起胰岛素激增，并可能破坏很多生化级联反应。采访的最后，瑞博利从书柜里拿出一个装满图表的活页夹。"1800 年年底，在大多数欧洲国家，每人每年通常消耗 2 ~ 3 千克糖；而现在是 50 ~ 60 千克。"我能想象 12 个月吃下如此多糖的情形，这让我想起了记者加里·陶布（Gary Taubes）的研究结果——他认为正是碳水化合物和糖（而非膳食中的脂肪和暴饮暴食）推动了现代肥胖的流行，并通过改变身体能量代谢机制，造成了包括癌症在内的疾病。

瑞博利及其同事们怀疑，所有高热量食物都有问题。它们虽然含高热量，却不会给我们以饱腹感，反而会让我们想吃更多的食物。他说："如果我吃一块汉堡包或三明治，其热量通常高达 550 ~ 600 卡路里①。而如果我吃一份美味的意大利面，加上配料酱、辣椒和蔬菜，其热量才勉强达到 500 卡路里。如果我只吃

---

① 1 卡路里 =4.18 焦耳。——编者注

一块三明治，会觉得自己什么也没吃，而其实我已经摄入了更多的卡路里——更多的能量。相比之下意大利面会让我觉得已经饱了。"空腹感可能会刺激你再吃一根棒棒糖。也许这就是要多吃水果、蔬菜、纤维的充分理由，它们填满了你的胃，减少了你的能量摄入，也因此减少了胰岛素负荷。

能量方程的另一方面是体育锻炼，但是，现代人更多过着久坐不动的生活。瑞博利说："现在你和我坐在这里，非常愉快地聊天。然而，如果在另一个时代、另一处地点，我们可能会在田野里边走边谈。我们的食量越来越大，运动量却越来越小。"但是，锻炼并不仅仅是简单地燃烧脂肪。因为运动让你饥饿，于是你可能会摄入与所耗能量相当的卡路里。更重要的是，锻炼可以将胰岛素和其他激素控制在正常水平。所以，请减轻体重，多运动。"20 年前这些还只是想法。"瑞博利说。而现在欧洲癌症与营养组织正在寻求科学上的证据支持，这项工作才刚刚起步。欧洲癌症与营养组织的一项官方声明承诺，将探索基因、代谢、激素、炎症和饮食之间的复杂关系。还有更多的谜团等待解开。

我告诉瑞博利，对于刚才被迫穿过海德公园才能走到他的办公室，我现在感觉好多了。他笑了。我收起笔记本，他带我快步走下大厅，走出大楼和医院的大门，直到我们站在普雷德大街上。他指着旧医院大楼的一个窗口——那是亚历山大·弗莱明的办公室——给我讲了一个传奇故事：弗莱明是忘了关窗户，从而意外地使青霉素真菌的孢子污染了琼脂板。其中细节或许是虚构的，故事本身却鼓舞人心——一个伟大的医学发现可能只是源自一个意外。

我走路去地铁站时（今天我的运动量已经足够多），理解了为什么研究癌症总是那么艰难。被我们战胜的传染病是某种单一的病原体引起的，我们可以通过杀灭或是接种疫苗来消除病原。而对于癌症，我们必须控制一系列因素，包括因能量代谢失衡引起的混合症状。然而，我们无法控制最大的风险——年老和熵增。癌症不是一种疾病，而是一种现象。

我满怀乐观期待欧洲癌症与营养组织未来的发现。在未来几年里，随着研究样本中出现越来越多的癌症病例，研究人员将能够精细地分析血液，看看他们生病前几年甚至前几十年的情况。通过核磁共振技术，他们将能仔细检查成千上万份血液的化学成分，寻找可能预示着迟发性癌症的迹象。这是一个非同寻常的医学研究方式。科学家们基于观察或统计研究，或是简单的直觉，先提出一个假设，例如"高水平的维生素含量会增加或是降低某种癌症的风险"，然后去寻找证据。利用如欧洲癌症与营养组织那样的资源，可能发现一些出人意料的结论。经由一些可靠的实验得出的结论，就像高胆固醇是心脏病的预警信号一样，可以对恶性肿瘤发出早期预警。也许到那时，我们将可以提早采取一些预防措施。

与辐射
对赌

CHAPTER 11

瑞博利未谈及、但已被确定的致癌物是——辐射。辐射的作用机制十分直接：像镭这样原子核不稳定的元素，能够放射出具有很高能量的粒子和射线，它们可以穿过分子，打破化学键，造成各种各样的细胞风暴。这样强有力的辐射被称为电离辐射（原子放出电子成为离子）。如果放射性粒子未能正面撞向基因诱导出突变，它们可能会在细胞质中留下具有腐蚀性的自由基，这种情况被称为氧化应激，它能够间接破坏染色体组。被损害的细胞转化为应激模式后，会向邻近细胞发送信号，诱导产生更强烈的应激和基因组休克。我们接触到的大部分此类致癌物质来自自然资源，据说最大的辐射来源是土壤中的氡。

20 年前，我的房子做过毒气检测（结果显示含量较小），此后，我便很少关注这些警告了。氡是一种和一氧化碳类似的、无色无味、悄无声息的杀手，它的作用相对缓慢，突变量逐年积累。

据美国环保署统计，在美国每年的大约 16 万例肺癌死亡病例中，有 2.1 万例（即 13.4%）与氡有关。但是，你很少听到这样的报道，这是因为肺癌死亡病例中，90% 的患者有吸烟史——另一个致癌因素。我这一生大概只吸过 10 支香烟，而且过去的

25 年里我都没碰过香烟。尽管如此，随着我对癌症的了解越来越多，我觉得有必要进行一次氡检测。这一次，我将重点检测近几周我处身其中、撰写本书的房间。

这是圣达菲一个异常寒冷的冬天。到我的二楼办公室需要经过一个室外楼梯，这使往返既方便又有趣，但有的时候得铲雪前行，所以我一直在楼下的一个房间工作。这个房间像老圣达菲其他很多房子一样，建造在一个满是灰尘的地方。房间的两面墙在地下约 2 米处，建造房间所用的土砖是用地面泥土压制而成。因为太冷，连着好几个星期我没有开窗，还锁上了办公室和走廊之间的门以保温。换句话说，由于空气不流通，室内氡含量可能会达到最高值。

我订购了一支检测器，放入房间 48 小时后，我把它寄给了说明书上指定的实验室。检测结果是之前检测的 4 倍多：每升空气中含有 22.8 皮居里氡。据美国环保署制定的标准，氡含量的峰值超过 20 皮居里即可引起危害，并建议当浓度为每升 4 皮居里氡时就要采取一些措施。1 居里大约是 1 克镭辐射产生的放射量，1 皮居里是其百万兆分之一——每分钟大约有 2.2 个核衰变。氡快速分解时，会放射出 α 粒子（由 2 个中子和 2 个质子构成）并分解成更小的元素，这些元素飘浮在空中，发射出自己的 α 粒子。α 粒子活动不了太远，一张纸就能阻挡 α 射线，但是由于它们数量众多，还是会带来极大的影响。

氡气本身很容易被从肺里排出，但它们的产物——粒子，会随着每一次呼吸被吸入人体，然后吸附于黏稠部位并辐射细胞。在每升不流通的空气里，每分钟会发生 50 次这样的亚微观爆炸。试剂盒检测说明书附上的美国环保署图表告诉我，如果 1000 个从未吸过烟的人终生暴露在每升含有 20 皮居里氡的空气中，他们中大约有 36 个人会得肺癌。换言之，他们一生中患癌症的风险是 3.6%。（对于暴露在等量氡空气中的吸烟者来说，风险大约是其 7 倍。）

一想到这些数字，我就感到一阵胸闷。我想象我的肺内充满寒冷、放射性的瘴气。与每一次呼吸中吸入的天文数量的原子相比，每分钟 50 次的放射量显得那么微不足道。并且这些 α 粒子中只有一小部分能够损伤肺部组织，导致基因突变。我提醒自己，大多数突变是无害的。我们的 DNA 每时每刻都在变异，细胞同时也进化出修复受损 DNA 或是摧毁受损程度过大的 DNA 的机制。基因组发生的所有突变中，只有特定的组合才可能引发癌症，并且须在很多因素同时出错的情况下。但尽管有上述保障，患癌症的风险依然很可观。

在这样密闭的条件下做检测，读数必定高得离谱。半年后，待天气暖和了一些，我又做了一次检测。这一次我把探测器放在了卧室（我和南希在这里睡了 17 年）。我依据平时的习惯开关门窗。这次的结果更接近正常值，较之前低多了——大约是每升空气 7.8 皮居里氡。第三次检测是在夏天最热的时候，风扇转动使空气在整间屋子中循环，这次测量读数仅是 0.8 皮居里，远低于全美平均指标。三次读数的平均值是 10.5 皮居里（可以导致 1.8% 的癌症风险），我患癌症的概率看起来小了很多，我想知道能否把它再降低一些。

美国环保署的数据有一个前提假设，即人们平均每天 70% 的时间待在家里（将近每天 17 个小时）。对于需要通勤上下班的全职工作人员来说，这未免太高了一些。我虽然在家工作，但通常是在楼上，因此我接触的氡可能会更少一些。氡来自地下，且比空气重 8 倍。由于没有室内楼梯和暖风供暖，我感觉待在办公室很安全。我在楼下时，通常选择待在氡含量较低的房间（也许我应该订购更多的检测器）。综合上述情况，我合理地把与氡接触的估测值降低了 1/4。考虑到我可能仅在这个房子里度过 1/3 人生，我再次降低了该值。将数值除以 3 后，氡含量降至 2.6 皮居里，低于美国环保署"采取措施"的水平，那么我患癌症的风险约为 0.3%。不抽烟的人一生中患肺癌的概率通常是 1% 左右或者更低，如果是这样的话，那么我居住在这个舒适的老房子里患癌症的概率是 1.3%——这可比小概率事件的概率更加微小。但我想这是个体视角，若计算整个人群，这可能致使很多人罹患癌症。

我的计算很粗糙。如果我想估算得更准确一些，就要考虑我住过的所有其他地方。我小时候住在一个地下室卧室，但我也曾居住在布鲁克林一座联排住宅的四楼，以及曼哈顿高楼的十八层。理论上，通过实验室分析我的眼镜就能够计算出我长期以来的氡接触量。当 α 粒子击中碳酸盐镜片时，它们会留下痕迹——这是暴露于辐射中的印记。通常情况下，每平方厘米有上千条轨迹能够被翻译成氡读数。用普通的家用玻璃也能测定：氡衰变的产物沉积在镜子、相框、橱窗的窗户上，并且可以融入玻璃之中。通过测量累积量并考虑其他的一些因素，流行病学家就可以估算出人们多年来接触的氡含量，并不局限于他们当前的住处，只要他们拥有上述物品的时间足够久。

当我想到自己可能遭受过的所有微观冲击时，我好奇美国环保署是从何获取氡辐射量造成的肺癌死亡人数的一手数据，他们不可能把 1000 个人关进地下室，然后等待癌症病例出现。故事始于 20 世纪 70 年代，人们发现建在科罗拉多州大章克申铀尾矿废料堆上的房子内含有高浓度的氡。即使以巨大成本拉走这些放射性物质，这里氡含量仍然很高。当时媒体广泛报道了工程师斯丹利·瓦特拉斯（Stanley Watras）的故事。他从 1984 年起就在宾夕法尼亚州的一个核电站中工作。电站接近完工时，辐射警报装置被安装入厂，但只要瓦特拉斯经过，警报器就会鸣响。而当时反应堆尚未投入运行，电站里没有可裂变物质。最终发现污染源是他的房子，检测结果显示高达 2700 皮居里氡含量。所以，即使房子不是建造在铀尾矿上，也可能暴露于放射性空气中。全国的房屋检测结果都显示氡阳性，因为它们来自土壤之中。氡从一开始就跟随着我们。

为了衡量氡接触究竟能构成多大的威胁，流行病学家开始进行病例对照研究，即将肺癌患者的氡水平与正常人比较。早期的结果是不确定的，有些检测到一些小影响，有些毫无发现。一项在温尼伯市（Winnipeg，在加拿大 18 个城市中氡水平最高）的研究表明，氡对肺癌没有影响。其他研究人员比较了不同地理区域的平均氡水平，结果仍然表明二者没有联系。一项全国性调查甚至报告了负相关性，这表明吸入氡在某种程度上对人起到了保护作用，要么就是这项研究存在设计缺陷。一些批评人士质疑研究结果被吸烟影响，因为吸烟和住房中氡含量存在负相关关系。也许是吸烟干扰了氡监测，也许是吸烟者更喜欢住在老式的、通风较好的房子里，也许他们更喜欢开窗户。

获取更准确结果，需要非常大的样本量，或是非常高的氡水平——那种在地下矿井中才有的每升数百至数千皮居里氡。为了寻找答案，研究人员研究了美国科罗拉多及新墨西哥州、法国、捷克、加拿大（大熊湖岸边名叫"镭港"的地区）和澳大利亚（镭山）的铀矿工肺癌发病率。他们还研究了加拿大、中国、瑞典的共计 68 万名矿工。在这些人中，2700 人死于肺癌，约占矿工总数的 4%。还有一些混杂因素需要考虑：大部分矿工是吸烟者，但是他们吸烟的持续时间和频率的数据记录很少或根本没有。矿工同时也暴露于柴油烟雾、硅和其他灰尘中，这些都有可能产生协同作用。同时，矿工们比做饭或躺在床上看书的人呼吸更加困难。

美国国家研究委员会（NRC）竭尽全力校正这些混杂因素，并开始分析数据以量化氡和肺癌之间的关系。他们假设二者的关系一定是线性的——1/10 的接触量导致 1/10 的风险。然而，并非所有的毒理专家都赞成这个观点，他们提出有一个阈值，当辐射量低于阈值时不会造成伤害。但主流观点是，即使最小的接触量也是有潜在危害的。通过大量冗长的统计计算，专家下调了得自矿工的数据，以此估测居住于氡含量低得多的住宅中的居民罹患癌症的风险。这就是美国环保署发给我的图表的基础。

一些评论家认为，把矿工人群中得出的研究结论推广到普通人群，这似乎跨度太大了。但是近年来这个估计值得到了更广泛的家庭研究支持。其中，规模最大的一项研究在艾奥瓦州进行，该州平均氡水平全美最高。家庭妇女待在家里的时间通常更多，因此她们被选为研究对象，因实验量化需要，研究对象必须在同一所房子中居住超过 20 年。

氡探测器被安置在每个房子的多个角落，并持续一年进行监测。研究人员通过问卷调查来估计妇女们待在各个房间、其他建筑物、室外的时间百分比，并同时测量这些地方的平均氡水平。妇女们去度假或是出差时，就设定她们的氡接触值为美国平均水平；同时把职业暴露、吸烟（包括被动）和其他因素也纳入考虑范围。最后的结论是，在一所平均每升含有 4 皮居里氡的房子里生活了 15 年的人，约有 0.5% 的"额外风险"。年龄调整后的肺癌发病率（吸烟者和非吸烟者的总和）约为每年每 10 万人口中 62 例。假设所有条件都相同，该研究结果表明艾奥瓦州女性的肺癌发病率将比普通人群高出一半，达到 93 例——即每年每 10 万人口中将多出 31 个受这种几乎致命疾病折磨的人。

由于样本量太小，没有一项研究可以得出明确的结论。但统计学家已经开始汇总数据，得到所谓的"荟萃分析"。这是一项很棘手的工作。各项研究都基于不同的方法，针对不同的人群，在整合数据时就必须要解释这些差异。其中，在欧洲、北美和中国的三项研究得出了与在矿工人群中类似的结果。如今，大多数氡研究人员都肯定了这一结论。

但流行病学从来都不是停滞不前的学说。我关切地研究氡文献时，了解到一个极具争议的假说，称为"毒物兴奋效应"。它认为，小剂量辐射不仅无害，而且有益。该理论称，我们进化于满是辐射的世界，除了最恶劣的攻击，我们已经适应了一切。约翰·霍普金斯大学的一位研究人员近期得出结论，每升空气中含有高达 6.8 皮居里氡实际上可能会降低患肺癌的风险。虽然 α 粒子可造成潜在的致癌突变，但低水平的 X 射线、γ 射线、β 辐射会激活包括 "DNA 修复和细胞凋亡" 在内的表观遗传环路，并增强免疫应答。

如果这是真的，那么将氡含量减少到美国环保署建议的水平，实际上可能增加罹患肺癌的风险。但是，这仅仅是一个特立独行的观点。综合考虑这些证据，我决定即使在寒冷的冬日，当我在楼下工作时，都要将窗户开一个小缝，以防万一。

核爆炸事故造成的辐射，无论是意外的还是蓄意的，其诱发的癌症也没有如大多数人猜想的那么多。1986 年切尔诺贝利核事故释放出约 1 亿居里放射性物质，瞬间夺去了约 30 位工人的生命。人们预测，一大波癌症将紧随其后。但约 20 年后，联合国研究小组降低了原来偏高的癌症发病率预测值：在 60 万高辐射接触（工人、疏散人员、附近的居民）的人中，有 4000 人死亡——低于 1%。虽然幼年遭受辐射的人群患甲状腺癌的概率升高，但据报告，最大的公共健康问题是心理问题。一位研究员在《纽约时报》发表文章称："人们脑海中形成了一种躺平宿命论，认为自己面临的患癌风险比实际高得多，这导致了诸如毒品、酗酒、无保护性行为、失业等问题。"乌克兰政府 2019 年开放切尔诺贝利作为旅游景点，生态学家发现这个无人区已经变为野生动物的圣地。

1945 年投放于广岛和长崎的原子弹导致至少 15 万人死亡——或是立即死于核冲击，或是在几个月内死于受伤和辐射中毒。从那时起，科学家开始随访约 9 万名幸存者的健康状况，他们估计爆炸辐射导致 527 人死于肿瘤，103 人死于白血病。山口疆（Tsutomu Yamaguchi）是经历过两次核爆炸的幸存者。当时他去广岛出差，由于距离原子弹爆炸点很近，被严重烧伤，鼓膜破裂。在避难所度过一晚后，他回到长崎，不幸遭遇了第二次原子弹爆炸。2010 年山口疆因胃癌去世，享年 93 岁。我们不可能知道，在这个长寿老人的死亡因素中，"辐射"扮演了多重要的角色。说不定最致命的打击来自他吃咸鱼的饮食习惯。

*****

镭的发现者（氡之母）居里夫人 66 岁时死于白血病。悉达多·穆克吉（Siddhartha Mukherjee）在《众病之王：癌症传》（*The Emperor of All Maladies: a Biography of Cancer*）一书中，明确地将白血病称为一种"熔化的、液态的癌症"。1995 年，居里夫人的棺椁被挖掘出来，与皮埃尔同葬于阿蒙神殿，当时法国官员担心她的遗体会有放射性危害。记录着居里夫人著名实验的三个黑色笔记本被保存在巴黎图书馆的一个铅盒里，想要查阅的人，必须签一份承认知晓风险的免责协议。居里夫人的坟墓被打开时，人们发现承载她遗体的木棺之外套着一口铅质棺材，外面又有另一个木制棺材。棺材里散发出大约 9.7 皮居里氡，这比法国政府规定的安全标准的最大值还要低 20 倍。居里夫人棺材的

"热度"只有我的办公室冬天"热温"的一半。

居里夫人在她研究生涯所吸收的镭，其半衰期以百年为单位进行计算，她身体中的镭含量，在她死后应该还没有显著减少。法国离子辐射防护办公室（OPCRI）因此猜测，杀死居里夫人的凶手可能不是镭，更有可能的致癌因素是 X 射线设备。居里夫人和她女儿伊雷娜·约里奥–居里（Irène Joliot-Curie）在第一次世界大战中担任医疗志愿者操作 X 射线设备，女儿也因为研究放射性元素而获得了诺贝尔奖，同样死于白血病，享年 58 岁。

而皮埃尔·居里的一生更为短暂，1906 年他被巴黎街头的马车碾压，不治身亡，年仅 46 岁。我们不知道如果他没有英年早逝，镭对他的细胞可能造成怎样的伤害。1903 年诺贝尔物理学奖颁奖时，居里夫妇都病得太重，无法前往斯德哥尔摩领奖。我们不知道他们的病究竟是因为辐射中毒，还是因为身体疲劳，毕竟从 1 吨沥青铀矿中提取 1 克镭更像工厂规模的工作。两年后，即 1905 年，他们启程领取奖项。皮埃尔·居里（同时代表居里夫人）在诺贝尔奖获奖致辞中，描述了他们独立完成的实验："如果一个人把装了几厘克镭的玻璃瓶放进一个木制的或纸质的箱子，然后放在口袋里几个小时，他不会有任何感觉。但 15 天之后，他的皮肤会泛红，然后患上难治的溃疡。时间再长些，他可能会瘫痪，死亡。"他指出"镭的破坏性有其用途"。镭已经被用来烧除肿瘤。X 射线也是如此，它于 1895 年被发现，随即被用于治疗肿瘤。在辐射被确认为致癌物之前，它早就被用来治疗癌症了。

*****

南希的化疗结束前，她的医生们开始讨论下一阶段的治疗，选择使用何种粒子进行放疗。α 粒子质量太大，直接照射会损伤身体。由电子流构成的 β 射线则是一种较为温和的辐射，这种小质量粒子比 α 粒子穿透性更强，一张铝箔才能挡住它们，但它们危害较小，通常被用来治疗皮肤癌而不伤害皮下组织。X 射线和 γ 射线穿透力更强，用于治疗身体内部的肿瘤，它们的波长很短，能够穿过许多层组织后击中目标，但因肿瘤边界不清，很难保护其附近的细胞不受损伤。质子比电子重 1800 倍，但比 α 粒子更小，能够传递巨大的能量而对身体损伤较小。

肿瘤医生可能会采取体内放疗，而不是体外放疗：将装有放射性同位素的小胶囊植入肿瘤或周围组织。对于某些癌症，放射性同位素则被直接注射入血液中。例如，放射性碘会集中于甲状腺，攻击那里的恶性肿瘤。一种叫镭-223 氯化物（Alpharadin）的靶向药物能够直接将镭传送至转移性骨癌细胞。不管用什么方法，其基本原理都与化疗相同：令快速分裂的癌细胞比健康细胞更容易中毒，并且弱化它们自我修复的能力。

　　南希的外科医生和肿瘤科医生一致认为，她的左、右腹股沟淋巴结被肿瘤细胞浸润，应该用 β 射线进行治疗。在右腹股沟，肿瘤已经侵犯表皮层，电子束要穿透足够的深度到达化疗无法杀死的癌细胞区域。然而，他们都觉得不需要冒风险用 X 射线照射整个盆腔。辐射会造成内部疤痕，从而导致肠梗阻，并且可能伤害其他器官。如果损害了淋巴系统，就会引起淋巴水肿，淋巴液的积聚又会导致躯干和四肢的慢性浮肿。虽然辐射造成的突变在几十年后引发二次癌症的概率很小，但还有很多因素需要权衡考虑。

　　确定已经切除了每一处受损组织后，外科医生认为盆腔放疗既危险又多余——连续几周的化疗后又进行体表 β 射线照射，应该足以确保癌细胞不会发生转移。如果在可能但非绝对必要的时候使用更多的辐射，万一癌症复发，可供选择的疗法将会更少。化疗和放疗都会破坏骨髓，削弱人体对进一步治疗的耐受力。一位医生建议"为未来的战斗留存你的骨髓"。但南希的肿瘤医生不这样认为，他认为过度自信会干扰外科医生的判断。一个如此年轻而健康的女人患了如此恶性的癌症，应该给予癌症积极彻底的治疗。他告诉南希，放弃盆腔放疗是用她的生命下赌注。这个问题没有正确的答案。安德森癌症中心的专家也建议盆腔放疗，因此我们做了这一选择。

　　"向癌细胞发射射线"听起来像猎枪攻击，但其计划和精度令人称奇。CT、核磁共振成像（MRI）、PET 这样的医疗扫描仪，能重构肿瘤及其周围器官的三维成像。在瞄准光束时，会选择好路径和角度以避开最脆弱的器官。射线的剂量是精心计算过的——有些器官比其他器官对辐射更敏感，一些肿瘤也是一样。合理安排疗程，使更小剂量能够持续作用几天或几周，让健康细胞来得及修复或更新，而癌症又不会重新占据上风。电脑控制的机器臂可以将剂量分级投放到肿瘤的不同部位。为了减少通过健康组织的辐射量，射线从几个方向射出，虽然每道射线都很微弱，但结合起来就能产生最大的效能。

即使是这样小心、计算，损伤仍然不可避免——辐射将导致疲乏、皮肤灼伤、神经刺痛、腹泻等。辐射通过肠道，造成内在的灼伤。粗糙的食物会使情况恶化，因此医生建议南希遵循低渣饮食，避免（在其他条件下本是有益的）高纤维食物如全麦面包、粗粒谷类食品、新鲜水果、生蔬菜、糙米、沼生菰米等，同样要避免十字花科蔬菜，如花椰菜、甘蓝等。然而，这些食物都是南希很喜欢的。辣椒及其他辛辣食物、爆米花都应该避免。后来，她逐渐习惯了止泻药洛哌丁胺的味道。

回顾南希在这个可怕时期的病历，我被其中的几处荒谬所震惊。除了为盆腔放疗权衡利弊的研究文献，以及表明患者知晓放疗短期及长期不良反应的权利让渡声明，居然还有一份"免责声明"提到：在准备治疗患者前，可能要在身上用墨水标记。而南希还必须签署一份文件，表明她已经认识到墨水可能沾上她衣服。医生还建议她不要怀孕。

化疗期间，我同南希一起坐在光线充足的休息室里，看着美丽的山景。接受放疗时，她被带进一个被铅包裹的房间。当机器人灵巧地摆动手臂，消灭其预设目标时，她感觉像是身处太空战舰的医务舱中。她会试着想象射线杀死癌细胞，保留健康细胞。我印象最深刻的是我开车送她去第一次治疗的那一天，快到医院时，她强忍着眼泪。她经历了那么多，我却很少看到她哭泣。她说："我无法相信他们要对我可怜的身体做什么。"和以往的很多次一样，我不得不抑制住内疚。我告诉自己，她的癌症与雌激素无关，我不想要孩子不太可能是病因，但是谁又能知道呢？会不会我给她造成的压力使得她皮质醇升高，引起胰岛素水平改变，从而影响了代谢平衡？虽然文献尚无记载，但会不会有轻微的可能性是氡引发了癌症？我想象着氡气渗入毛孔。或者这是对于人类诅咒的一部分：你患上了癌症，是因为你做了错事，或是某人、某物对你做了坏事。对于南希来说，她的病因尚未确定，最好的说法是她是随机性的受害者，但随机性太复杂、太深邃、太难理解。

一个周六的下午，我们开车前往新墨西哥州聋哑学校的校园，美国癌症协会正在那里举行"为生命接力"活动。罹患癌症的人不再被称为患者或受害者，而称为"幸存者"。他们穿着上面写着"希望"的蓝色T恤衫（南希也有一件上面写着"还没死"的T恤），骄傲地绕行跑道。我保存了那时候的五张照片。南希穿着黑色的短裤、中长的裙子（我不确定是不是这样描述），我看到，她的右腿因为淋巴水肿已经十分肿胀。我们确信这可能是手术的一个暂时的不良反应——源于淋巴管的损坏，并可能因治疗而加重。肿胀从未消退过，而她说，这是为了活着而做的一个不算坏的妥协。

她原本计划在游行队伍行进时扯掉自己的帽子，露出因经历了手术、化疗和第一次放疗而出现的光头，但是没有找到合适的时机。那一天最令人难忘的情景是：参与者们一个接一个地走上舞台，简要地介绍自己，新墨西哥州州长夫人给他们每个人颁发了一块金牌和一条紫色的丝带。第一个女人说："我是一个癌症幸存者。"然后一个接一个。我禁不住想到我们是如何粉饰苦难的：耳聋变成"听力障碍"再到"听力受损"，然后又绕回来提及拥护聋人社区甚至聋文化。现在又出现了癌症文化，无论你是做了个简单的无害乳房肿瘤切除术的原位癌患者，还是正在与晚期转移性黑色素瘤搏斗的患者，你都是一个幸存者。然而，第一种情况，不算幸存；第二种情况，无法幸存。这个词已经失去了意义。我的思绪被一个身材瘦高、围着化疗头巾的女人打断，她抓起话筒，大声宣称："我是二次癌症的幸存者。"癌症复发，真的是一件值得庆祝的事吗？

不死的
恶魔

CHAPTER 12

在由阿尔伯克基飞往波士顿的早班飞机上，机长打着粉红色领带，露出的粉色手帕好似在制服口袋里向外张望。空中乘务员们也穿着粉红色衬衫，系着粉红色围裙。这个月是"国家乳腺癌宣传月"。飞机起飞后，空中乘务员热情地销售起粉红色柠檬水和马提尼酒——在这架6点钟起飞的航班上，所有销售收益将用于支持乳腺癌的治疗。

不到一百年前，癌症还是一个只能耳语私谈的词语，好像公开说出就会将它从睡梦中吵醒。而癌症这一死因，可能被"心力衰竭"的解释代替，或是被冠以"恶病质"（cachexia）——拉丁语名词，意为被癌症吞噬，失去所爱之人。如今，虽然人们对于癌症的恐惧尚未消失，但"癌症"已经不再是一个不能说出口的词语。人们热烈讨论癌症、兴奋欢呼的激情，令人恐慌。一个化妆品公司甚至打出"治愈之吻"的宣传——买一只口红就等于捐一笔钱给"振作起来，吻别乳腺癌"活动。

我一边翻看航空杂志，一边想起了几周前看过的一个名为"勇敢面对癌症"（Stand Up to Cancer）的电视节目。节目中，人们尽情地歌唱、欢笑，偶尔也会有些名人严肃地发誓要"消灭"

各种癌症——消灭，而不仅是控制、减少或更有效地对付癌症。一个很活泼的十几岁的年轻女演员承诺："总有一天，再没有孩子死于癌症，一个也没有！"史提夫·汪达（Stevie Wonder）在钢琴前鞠躬说道："我们必须打败它，根除它。"他的第一任妻子就是死于癌症。不仅是他妻子，许多其他明星也曾遭受癌症的折磨。"癌症并不在乎你是否赢得了奥运会金牌，也不在乎你美丽聪明，或是刚上大学……"偶像们和他们的粉丝穿着"癌症幸存者"的T恤站在舞台上，一个接一个地说："癌症不在乎你的人生是不是刚刚开始；癌症不在乎你是一位母亲，需要照料孩子；癌症不在乎它刚刚夺走了你的父亲……癌症就是什么都不在乎。"一条循环消息在电视屏幕的底部滚动："癌症对大家一视同仁。"但实际上，癌症是有偏好的——癌症更偏向于打击老人、胖人、穷人，节目中年轻、漂亮的人是例外。但是，谁能拒绝他们的好心和鼓励呢？节目里宣称："明星们会接你的电话！"于是，电话响起来了，各种捐款不断汇入。节目结束时，很多科学家站上舞台合唱："你必须站起来，站起来，站起来抵抗癌症……"那一晚，募捐了8000多万美元。

"勇敢面对癌症"是一个受人尊敬的栏目，它以"几乎将募集的所有善款用于研究"而著称。但我不禁思忖：这些观众和演员是否被灌输了"错误的希望"？人们说，捐款会送给科学家中的"梦之队"，这些科学家们将合作研究治疗方法，而不是为了争名逐利。仿佛阻挡我们理解最复杂医学现象的障碍，只是争名逐利和自我主义。人们将该栏目组与乔纳斯·索尔克（Joans Salk）的畸形儿基金会（the March of Dimes）相提并论。然而，畸形儿基金会针对的小儿麻痹症是一个相较而言简单太多的问题，它的发病机制较单一，并且能够通过隔离和接种疫苗进行防治。

"理解癌症"不亚于"理解人类细胞最深层次的运作"。一位表演者用反对奴隶制度的斗争和民权运动的胜利类比对待癌症的态度，"如果没有人通过地下铁路为自由奋起抗争 ① 会怎样呢？如果在塞尔玛没有人站出来反对不公 ② 又会怎样呢？"癌症是一种人们可以通过游行示威，也可以通过静坐罢工来反对的东西。事实上，这些人看上去并不像那种惯于群众运动、街头抗争的团体，例如艾滋病解放动力联盟（the AIDS Coalition to Unleash Power）。20 年前，艾滋病解放动力联盟到美国国立卫生研究院游行示威，导致美国药监局关闭一天，他们要求给予更多的研究资金和负担得起的治疗费用。通过各种方式，这个问题最终得到了更多关注。如今，艾滋病可以被作为一种慢性疾病进行对待、治

----

① 指 19 世纪美国废奴主义者通过秘密路线，将南方的黑奴送到北方自由州。——编者注

② 1965 年，美国亚拉巴马州塞尔玛市黑人为争取选举权发起了游行。——编者注

疗和管理。但是，即便是艾滋病，也没有癌症那样复杂。

飞机将降落在波士顿，透过舷窗可以鸟瞰足以媲美安德森癌症中心的、世界上最有影响力的癌症研究中心——河的一边是丹娜－法伯癌症研究院、贝斯以色列女执事医学中心（Beth Israel Deaconess Medical Center）和麻省总医院（Massachusetts General Hospital），另一边是怀海德研究所（the Whitehead Institute）、博德研究所（the Broad Institute）以及哈佛大学和麻省理工学院的校园。研究人员利用培养皿、气相色谱仪和电子显微镜在这区区几平方千米的土地上，创造了数量惊人的发现——关于人类细胞内部错综复杂的联系和它们如何死亡。尽管癌症带来了种种恐慌，但它仍是一个令人沉迷的智力问题，一个理解生命的窗口。但是，新发现应用于临床的速度十分缓慢，人们在医院与诊所接受的化疗和放疗，其残酷程度并不亚于索尔仁尼琴（Solzhenitsyn）在他的小说《癌症楼》中所描述的。科研"梦之队"正尝试着跨越这道鸿沟。

我要参加的会议，是一个转化医学研究的一部分。这是那晚在波士顿最奢华、最具历史的"帕克之家酒店"举行的研讨会的主题。在一间装饰着枝形吊灯、装有壁板的房间里，我坐在一群年轻的科学家中间。他们在交流不同领域的医学研究：无论是研究细胞内生化链式反应的生物学家、开发和测试新药的临床医师，还是肿瘤学家和他们正在治疗的病人，都以不同的方式、从不同的视角看待癌症。这一天上午排满了讲座，下午学生们将参观癌症诊所和医院的病理学实验室，然后观摩医学伦理座谈小组审查一例新的临床试验——在医学伦理上，前沿科学和医学人伦常常发生冲突。

《纽约时报》记者艾米·哈蒙（Amy Harmon）撰文描述了两个堂兄弟罹患晚期转移性黑色素瘤的故事。这种癌症一旦得上就几乎致命。这两个年轻人都是 20 岁出头，都被纳入一项称为"威罗菲尼试验"（vemurafenib）的靶向性治疗项目。项目承诺将缩小由 BRAF 基因突变诱发的肿瘤。小型的一期试验和较大型的二期试验都呈现了可喜的结果。现在，是时候进行第三期试验了——这是获得美国药监局批准的最后一步，这一阶段的测试对象包括 12 个国家的 675 人。

这对堂兄弟很幸运，有机会接受试验——只有约一半的黑色素瘤病例有这个特定的突变。但两难的是他们中的一个，托马斯·麦克劳林（Thomas McLaughlin），被随机分配到试验组，接受新疗法（所谓的"超级药"）；而另外一个，布兰登·瑞恩（Brandon Ryan），则在对照组中，只能使用达卡巴嗪和标准的、令人沮丧的、不奏效的化疗。兄弟二人都因随机分配的结果而沮丧，麦克劳林的黑色素瘤已经到了四期，他想和瑞恩交换所在组，因为瑞恩的肿瘤还未发展到他那么严重的阶段，新疗法可能带给他好的疗效。但这是不允许的，因为这样做会使试验的客观性大打折扣。

为了大多数人的利益，牺牲少数人的利益，这个故事令人心痛。如果没有如此严格的对照，也许就研制不出新药，就不会有人受益。不过，很难不去心疼那些对照组中的牺牲品。医学伦理学家用"临床均势"这一术语来描述一项试验中"没有任何优先理由能够认为某种治疗优于另一种"。

许多人认为，只有这样随机地决定哪些病人应该使用哪种药，才是正确的试验方法。到第二阶段结束的时候，威罗菲尼才表现出明显优于达卡巴嗪的趋势，然而这个时候，有一半的患者正在接受低级的治疗手段。

最后，因为第三期临床试验结果如此明确，所以试验被提前终止，以使两组人都能接受先进的治疗手段。初步报告表明，威罗菲尼增加了无进展生存期（癌症复发或死亡前的时间），将癌症发展间隔延长了 5.3 个月，而达卡巴嗪只延长 1.6 个月。这些数据对于美国药监局来说已经足够。不久，新药得到批准，并由基因泰克公司上市销售。在最新的一份报告中，使用威罗菲尼的患者与使用达卡巴嗪的患者相比，寿命延长了 4 个月。

然而，这个故事的结局并不美好。对照组的瑞恩和其他许多人一样，在参加试验后的第一年就离世了——达卡巴嗪组的死亡为 66 人，威罗菲尼组为 42 人。第二年后，参加这项研究的人中有一半都过世了。麦克劳林的肿瘤已经扩散到全身，从大腿扩散转移到大脑，但他还活着，继续服用"超级药"。他告诉我，他继续从事焊工的工作，在阳光下作业。我想起了《癌症楼》中的一段话："每时每刻，他在与即将到来的肿瘤赛跑，但在黑暗中，他看不到敌人在哪里。然而，敌人却能全方位地看见他，并在他生命最美好的时刻，猛烈地施展尖牙利齿。这不是一种疾病，而是一条蛇。连它的名字也像蛇一样——成黑素细胞瘤（melanoblastoma）。"那是麦克劳林所患癌症的一个古老的名字。

晚期转移性黑色素瘤根本没有治愈方法。无论如何治疗，异形细胞总能找到一个偶然变异的机会，继续扩张。威罗菲尼也有令人矛盾的不良反应，它会诱发其他皮肤癌，如鳞状细胞癌和角化棘皮瘤。研究人员正在尝试靶向疗法的组合，旨在克服这些障碍，让癌细胞不再引起其他变异。

转化研究的目的之一，是让科学家们走出实验室，亲眼看见患者正在经受的一切。在帕克之家酒店，宾夕法尼亚大学医学院病理学教授汤姆·柯伦（Tom Curran）描述了他1995年离开与世隔绝的制药公司实验室，到孟菲斯市（Memphis）圣裘德儿童研究医院（St. Jude Children's Research Hospital）工作之后所经历的冲击。柯伦发现了一种叫"络丝蛋白"的基因，这种基因有助于脑部（包括小脑）发育早期脑神经元的迁移。小脑是控制肌肉和保持平衡的中枢，生来就有该项基因缺陷的老鼠呈蹒跚步态。发育基因的突变会造成多种儿科癌症，柯伦对成神经管细胞瘤尤其感兴趣，这是一种极具攻击性的小脑癌症。与其他癌症相比，这种癌症极为罕见：成年人的患病率为每 1000 万人 8 例；但是在儿童和青少年中，每 10 万人就有 5 例。这也使其成为最常见的小儿脑瘤，平均患病年龄为 5 岁。最开始令人毫无警觉的类流感症状，最终会发展成头痛、呕吐、头晕、失衡，以及人们所说的"笨拙、交错的走路姿态"。

对柯伦来说，成神经管细胞瘤一直是很抽象的概念，直到他遇到了正在接受治疗的孩子们。他知道，对于大多数患者，预后情况相对良好——5 年期存活率高达 80%。然而对于某些病人，癌症即复发和死亡。即使治疗成功，不良反应也是破坏性的。因为手术后，通常要紧接着对儿童脆弱的大脑进行放射治疗。

柯伦告诉听众："我遇到过一个孩子，16 岁左右的少年，金发碧眼，喜欢和医生开玩笑。他曾经摆脱病魔长达 5 年多。但他渐渐意识到在他同班同学不断成长时，自己却止步不前。他开始明白，他和家人将在他的余生面临异常可怕的斗争。而实验室的工作不会给你这样的视角，我无法忘怀这些画面。"

他开始寻找更好的疗法，一种能够直击癌症要害而不令人衰弱的药物。首先，他向圣裘德病理学实验室的主管申请访问"病理组织库"，那里存放着多年前从儿童体内摘除下的肿瘤组织。因为只有 5 个脑瘤标本，所以他不得不自己去收集更多。5 年之后，他积累了足够的标本量才开始实验。当时，其他实验室的研究表明，某些成神经管细胞瘤（约 20% 的病例）是由"音猬因子"基因缺陷引起的。柯伦知道独眼羊羔的故事：这些羊羔由于食用含有天然物质"环巴胺"的百合，刺猬通路（Hedgehog pathway）受到抑制，从而导致先天缺陷。某些癌症则截然相反，比如基底细胞癌和成神经管细胞瘤，似乎是由于音猬基因过于活跃。理论上说，环巴胺或许可以纠正问题并缩小肿瘤。

因为环巴胺有毒且昂贵，同时很难提取并使用，柯伦想另寻他法。在参加了新墨西哥州陶斯镇的一个大脑遗传与发育研讨会之后，柯伦与研究"刺猬信号"的一位权威人士坐在酒吧里讨论。权威人士告诉柯伦，马萨诸塞州某生物技术公司正在研发一种新的化合物，目的是通过干涉一种叫 smoothened 的蛋白质，来阻断刺猬通路。柯伦的研究接着表明，这种物质缩小了实验小鼠的成神经管细胞瘤，但是，它同时会抑制幼年啮齿动物的骨骼发育。相同的情况是否会发生在儿童身上，仍是一个悬而未决的问题；但对于那些肿瘤复发的病人，与其过早死去，也许不如冒险一试。他们中的 12 人参加了临床试验，截至波士顿研讨会之前，已经有迹象表明药物维莫德吉是安全的，并且可以抑制肿瘤。二期试验才刚刚开始，这种疗法发展到被美国药监局批准使用还需要好几年。（最近它被批准用于基底细胞癌的治疗，同时也正对其他癌症进行测试。）

维莫德吉（vismodegib）针对成神经管细胞瘤，威罗菲尼（vemurafenib）针对黑色素瘤。这两个名字是如此古怪又相似，听起来像一台洗牌拼字游戏机吐出来的字眼。但它们并非完全没有意义：后缀 –degib 表示一个刺猬信号抑制剂，vi 来源于 vision（愿景，基因泰克的发言人告诉我，这种药物正在"向前看"），smo 则来自 smoothened 蛋白质；至于威罗菲尼，vemu 是 BRAFV600E 突变的缩写，rafenib 指 rafgene 抑制剂。但是前缀和插入词（单词中间的字母）通常是任意结合的。制药公司向美国采用名委员会（USANC）申请，才最终确定下来这个名字。一位研究员告诉我，公司选择像 vemurafenib 这样笨拙的通用名称，而医生更乐意接受引人注目的品牌名，vemurafenib 的品牌名是 Zelboraf，vismodegib 出售时也被称为 Erivedge。

麻省总医院癌症研究员何瑟·巴塞尔加（José Baselga）介绍了近期的新发现——曲妥单抗（trastuzumab），其别名"赫赛汀"更为人熟知。这种药物能够找到并阻断 HER2 受体，关闭刺激癌细胞生长的信号。（后缀 -mab 表明它是一种单克隆抗体——针对一个特定目标设计的一种分子。）现在被称为"超级赫赛汀"或是 trastuzumab emtansine（简称 T-DM1）的药物，则更进一步，能够每次将一个分子的细胞毒素直接注射进恶性肿瘤细胞的特定位置。这种毒素本身对人体就是危险的毒药，但是如果目标如此精确的话，它就像热追踪导弹一样可以精准地对抗 HER2 阳性的癌细胞。听起来似乎十分接近"神药"——有效化疗，而没有太多的不良反应。巴塞尔加说，单单是赫赛汀，就显著提高了早期HER2 阳性的乳腺癌患者的存活率，从 10 年前的 30% 提升至如今的 87.5%。他预测，超级赫赛汀与另一个称为"帕妥珠单抗"（pertuzumab）的 HER2 靶向药物相结合，可以将存活率提高到92% 以上。

对于转移性癌症来说，存活率会低很多，但人们依然希望奇迹发生。波士顿会议之后的两年半，Pertuzumab 变成了Perjeta——基因泰克公司的另一种产品。赫赛汀和传统的化疗相结合，将把肿瘤的无进展生存期增加至 6 个月。至于超级赫赛汀的效果还要继续等待。一些临床试验的积极成果推动了美国药监局的加速批准，当该局坚持等待三期临床试验的结果时，一些病人感到愤怒。在波士顿市政厅外举行的一次集会上，一位 5 年前被诊出四期 HER2 乳腺癌的女性向一小群人（其中一些人穿着粉红 T 恤）发表演说，要求调查这件事。"患者应该参与讨论，而不仅仅由象牙塔里的人做决定。"然而，他们的期望值或许太高了，第三阶段研究结果显示，对于转移性乳腺癌，最好的结果是超级赫赛汀"将癌症恶化或死亡的风险降低了 35%"。药物最终获得批准。但对于最具攻击性的癌症，目前的技术水平只能延长几个月的生存期。

在巴塞尔加的演讲之后等待宴会的间隙，我和来自某南方大学的一位研究员讨论了国家乳腺癌宣传月。这个活动聚焦了所有注意力，募集了许多捐款。她说她很容易理解为什么在所有的恶性肿瘤中，乳腺癌能够引起这样广泛的情感共鸣，不仅因为它是最常见的一种癌症，也因为它是对女性、女性性征、母性（最深层次上）的一种侵犯。但是，她似乎也有点儿嫉妒，人们热衷于粉红丝带的一个意外后果是转移了对罕见癌症的注意力。她的研究领域是胰腺癌，该癌症存活率很低，而且患者通常没有症状。

"你因消化不良去看医生，结果检查出只剩 3 个月的生存期。"另外一个被忽视的癌症是子宫乳头状浆液性癌——南希所患的癌症。

围绕乳腺癌，兴起了一整套文化。乳腺癌患者、作家芭芭拉·艾伦瑞克（Barbara Ehrenreich）称为"教派"，并宣称是这种文化将乳腺癌平凡化了——仿佛乳腺癌只是生命的另一个篇章，就像更年期或离婚一样。她写道，你不仅可以穿粉色的衣服，还可以佩戴粉红色的莱茵石珠宝。你被告知化疗能够"紧致肌肤、助你减肥"，秃顶也是一件值得庆祝的事情，你将会"发量更多、头发更柔软、易于打理，或许会有令人惊讶的新颜色（指假发）"。

至于那失去的乳房：这一只乳房重建之后，为什么不使另一侧乳房跟上进度呢？在每年超过 5 万名选择乳房重建的乳房切除术患者中，17% 的患者通常在其整形外科医生的敦促下，进行额外隆胸手术，使剩下的那侧乳房能够匹配另一侧更挺立、更丰满的新结构。

起初，我认为艾伦瑞克的评论太过尖锐。除了为患者提供安慰及为研究筹措资金外，宣传月是希望让更多女性每年都去诊所拍摄乳房 X 光片。但是，现在已经不再清楚这样做能拯救多少人的生命。更多的乳腺原位癌得到及时诊断——它们体积小且生长缓慢，尚未发育成肿瘤，患者即使不治疗也可能生存。但是，最致命的癌症可能会突然出现。也许就在某女子年度乳房 X 光检查后的几天，它们开始无情地扩张，以至于它们在失控前常常难以被发现。最近一项针对 60 万名女性的流行病学研究得出结论，已经"不清楚这种检查是否利大于弊"。每延长 1 位女性的生存期，就需要不必要地检测 10 位女性。但是，并没有办法提前知道哪些女性会患病。

对于男性最常见的癌症——前列腺癌，男性也面临着两难的困境。前列腺特异抗原血液检查（PSA blood tests）可以提供早期预警，但同时也会导致数量惊人的活检和手术。与原位乳腺癌一样，前列腺癌有时会无害地潜伏上几十年。大约有 70% 因其他原因死亡的 70 岁以上男性在尸检时发现了前列腺癌，而他们可能对此一无所知。因手术变成性无能或小便失禁的男人，想知道是否应该顶住压力接受检查。与乳腺癌一样，这种炒作（通常表面上意义重大，但同时也是利益驱动）被批评为过分吹嘘早期诊断的价值。体育场馆已经成为流行的招募地点。泌尿科医生提供免费门票，以换取一次办公室访问或是在舞台上做广告的机会。佛罗里达州的一位医生将广告打在公共厕所便池的除臭球上："小便不顺畅吗？"前列腺手术增加的尿流量，可能比你想要的还要多。

*****

帕克之家酒店的会议结束后，我返回与芬威球场几乎相邻的霍华德·约翰逊酒店。房间墙壁和地毯散发着从一代又一代的红袜队球迷那里沾染的尼古丁气味。我好奇有多少人会带着从体育场吸的三手烟去找泌尿科医生做前列腺检查。我选择这家酒店，是因为它离丹娜－法伯癌症研究院比较近。我预约了在那里采访弗朗西斯卡·米绍尔（Franziska Michor），她刚刚被《绅士》（*Esquire*）杂志评选为"最优秀、最聪明的"的学者。该杂志形容她是"生物界的牛顿"。米绍尔获得了哈佛大学进化生物学博士学位，其论文题为《癌症的演化动力学》。在关于转化科学的讨论之后，我现在想了解的是研究中最理论性的部分，这对于理解癌症现象至关重要，但是很多内容远离临床。正如随机突变和自然选择是生命的驱动力，它们同样也是癌症的驱动力。米绍尔正用数学模型来研究这个过程。

我们想到了孟德尔的豌豆、达尔文的地雀[1]。但是，这些是群体遗传学的定量科学，它们为我们目前对于进化的观点——现代综合进化论——找到了确定的基础。很明显，我们应该相信进化发生了。但是，微量、离散的累积突变真的能平滑、循序渐进地产生新物种吗？种群遗传学家用方程证实了其可能性，于是，20世纪30年代就形成了现代综合进化论。50年代，研究人员通过运用统计的方法研究癌症发现了早期线索，表明一些肿瘤就像地球上的生物一样，也能通过积累突变而进化。

米绍尔坐在办公室，向我们描述了进化生物学和数学如何理解癌症的某些特质。基因测序革命使我们可以读出癌症细胞内发生的一长串变化，甚至将其上传到互联网。科学家们对几千种突变感到吃惊，其中大多数可能是"搭车突变"或"乘客突变"。许多突变对肿瘤的进化毫无贡献，它们只是伴随肿瘤一起生长，癌细胞是无法控制的变异造成的。我们的挑战是：筛选和识别出驱动突变。米绍尔的实验室正在研究癌症进化的模型，她希望模型能使其成为可能。她同时也在研究各个发展阶段的肿瘤，并试

---

[1] 达尔文地雀是加拉帕戈斯群岛上4属14种雀科鸣禽的统称。1835年9、10月间达尔文环球航行到此地首先发现，故名。达尔文地雀会根据环境变化而不断进化。——编者注

图找出突变发生的顺序。是致癌基因首先发生变异，然后出现肿瘤抑制因子，还是相反呢？可能这两个步骤是由修复 DNA 的关键基因受损引起的；又或许没有一条癌细胞统一遵循的轨迹，而是有很多条。了解肿瘤的历史可能可以找到更有效的治疗方法。如果某种突变出现在癌症早期，那么它将成为治疗的靶向目标。虽然米绍尔的工作很抽象，但却非常契合转化医学研究的精神——她和患者的命运戚戚相关。

在最近的一篇论文中，米绍尔和同事们探讨了肿瘤学家如何利用进化生物学来了解癌细胞如何快速克服它们分裂路上的障碍。根据一种名为"间断平衡"的见解，生命并非总是按固定的速度进化。该见解的倡导人包括古生物学家奈尔斯·埃尔德雷奇（Niles Eldredge）和史蒂芬·杰伊·古尔德（Stephen Jay Gould）。在长时间的静止之后，可能会忽然爆发大量的基因革新。是这个力量驱使癌症在潜伏一段时间后，突然发生新的转移灶，或者发展出能够抵抗最新的化疗方案的能力吗？

来自数学与进化生物学的思想，同样被用来解释如何通过博弈论理解癌症。博弈论最初是为寻找战争的最佳策略而设计的。人们得到的所有教训中有一条：在战场上或在生物圈里，让对手合作需要付出代价。政治学者罗伯特·阿克塞尔罗德（Robert Axelrod）提出这一法则也可用于癌细胞博弈。癌症细胞的进化似乎是一种胜者为王的情况，随着细胞分裂和变异，某种谱系（变异趋势）占据上风，发展出某种癌症特征，而其他谱系则退出。这似乎是一种非常低效的作战计划。于是，阿克塞尔罗德提出了另一种情况：一些癌细胞可能会进化出合作的能力。让我们想象两个细胞并肩作战的画面：通过一个偶然的变异，第一个细胞产生一种强大的物质来刺激自身的生长；另一个细胞缺乏这种能力，但由于它接近第一个细胞，也能接触到这种物质，于是它也继续茁壮成长。同样地，它可能会学着合成第一个细胞缺乏的物质。二者都将继续蓬勃生长——至少持续一段时间。最终，有一个谱系可能出类拔萃，与此同时，肿瘤可能会快速扩张，而这种速度不通过合作是不可能达到的。

*****

波士顿之旅之后不久，我参加了"勇敢面对癌症"节目举办的一次演讲，他们描述了癌症转化医学研究的愿景，并介绍了从事这方面研究的一些"梦之队"。演讲厅挤满了人，后来者被拒之门外。

我在后面找了一个地方站着，观看一个制作很精妙的视频。视频中，北卡罗来纳大学一位年轻的女性癌症研究员提出口号："癌症不会变得更聪明，但我们会。"一开始，我觉得这个口号不对。在人体内，癌细胞通过竞争或合作不断地发展出"新技能"。

它们进化出某种能力，诱导血管生成，抵抗细胞凋亡，抗击免疫系统和其他一切阻碍它们的东西。一旦开始治疗，它们还能学会规避人类所能设计出的最聪明的药物。难怪癌症患者生存率的提高是如此缓慢。但是，教育癌症有一个上限，那就是——或者癌症被消灭了，或者病人去世了。无论以哪种方式，癌症的进化轨迹都会停止，下一个癌症必须从头开始。

但是，如果有一种癌症能"越狱"呢？我想起了最新一期《哈泼斯杂志》（Harpers's Magazine）。封面上写着"传染性癌症"，画着一只荒诞不经的怪兽——部分是鸟，部分是马，部分是爬行动物，部分是人类。怪兽正在疯狂地舞蹈，露出獠牙横生的脸，凶神恶煞般的表情。这是超现实主义画家马克斯·恩斯特（Max Ernst）的作品，诠释戴维·奎曼（David Quammen）的一篇文章。奎曼是当今最优秀的一位自然作家，十分关注 20 世纪 90 年代中期在塔斯马尼亚岛上发现的一种称为"鬼面肿瘤"的疾病。人们很快知道这种"丑陋的一团，又圆又鼓，就像一个巨大的疖子"的肿块，正在袋獾之间传播。它不是通过病毒感染的，当这种邪恶的生物互相撕咬对方的脸时，肿瘤细胞就会传递。这是一种已经进化到能够转移到另一个宿主的癌症。通过基因组测序，科学家们追踪到该癌症起源于一只雌性袋獾——"不死的恶魔"，它的突变 DNA 出现在所有的肿瘤细胞中。

动物界另一种接触性传染性癌症是"犬类传染性性病肿

瘤"。同样地，这也不通过感染传播，而是直接交换癌细胞。在仓鼠中，不同的肉瘤可以通过注射，从一只转移到另一只身上，直到肿瘤进化出自己转移的能力。它也可以通过蚊子在仓鼠之间传播。

奎曼描述了人类中发生的"实验室 / 医院中的肿瘤被植入伤口"的三个例子，都发生在医疗专业人士身上。一位年轻女子自己把注射器戳在手上，结果患上结肠癌。一名医科学生由于给乳腺癌患者抽血后不小心扎破自己的皮肤，最终死于转移性癌症。这些转移癌随着接受者死亡而终结了。一种在野生环境中出现的癌症，进入人体也并非不可能，它在进化道路上已经跌跌撞撞前进了许久，可能最终实现了在人与人之间跳跃传播。对于这样的癌症，其"教育进程"永远不会结束，它将不断进化、遍布大地。渐渐地，它会变得更加聪明。

当心宿敌

CHAPTER 13

一个晴朗的冬日，我沿着蜿蜒的公路，驱车前往阿尔伯克基海拔3255米的桑迪亚山山顶，为的是在"钢铁森林"的辐射中待一段时间。这一片钢铁森林架设着密密麻麻、闪闪发光的广播天线，以及担当新墨西哥州与西南地区的通信中枢的微波天线。微波是一种微弱电磁波，位于光谱的下半部分，其波长略高于广播波长，低于红外线和光波。由于微波波长极短——约1厘米到30厘米，所以它们很容易被碟形天线集中成束，用于转播电视广播，转接远程电话，传递两座发射塔之间的信息和发射塔发送到卫星的信息。

移动电话和无线上网设备同样能传输和接收微波。近年来，相信此类辐射会导致脑部肿瘤和其他疾病的专家和学者聚集于圣达菲。他们在听证会上提议，试图将无线电隔绝在公共图书馆和市政厅之外。他们还反对新安装任何手机天线，即使那些天线位于教堂尖顶上，小到没人能看见。因为天线有辐射，所以专家和学者知道天线的位置，或者说他们相信那个地方安装了天线。一位圣达菲居民曾起诉他的邻居，称其用苹果手机远程毒害他。有时，人们在公众场合会看见洛斯阿拉莫斯国家实验室的某位物理学家穿着"锁子甲罩"保护自己。在得知我怀疑公众接触少量微波是否对身体有害后，他向我发起了挑战。他说："去山上天线旁待一两个小时，然后看看阿司匹林能否治愈你的头痛，看看那晚你不吃安眠药能不能入睡。"

我到达山顶后，四处行走，欣赏无穷的景致。我逛了一家礼品店，还偶遇并欣赏了一场小型户外婚礼。我坐了很长时间，阅读一本关于"群体性歇斯底里和健康恐慌"的书。担心手机致癌似乎是该方面一个典型的例子——一个模因传播的例子——"民科"生硬而顽固的核心，在不加思考的情况下在人群中传播。这期间，我手里一直拿着买来的微波仪，以确保我接收的微波量不少于每平方厘米 1 毫瓦。这是联邦通信委员会（FCC）规定的 30 分钟内接触微波辐射的安全阈值（阳光对人体的辐射大约是每平方厘米 100 毫瓦）。无线电反对者认为联邦通信委员会的标准过高，是大脑所能承受的许多倍。两个小时后，我开车回家，第二天早上醒来，感觉良好。也许几十年后我才能知道自己是否因此种下了一颗脑瘤。

如果真的种下了一颗脑瘤，那得通过一种目前科学界尚未可知的手段才知道。只有当你接受光谱顶端的辐射——紫外线的最高频率，继而再接受 X 射线和 γ 射线，才能证明辐射具有致癌性。频率越高，能量越高，波长越短，穿透力越强。射程为十亿分之一和万亿分之一米的射线可以快速穿过细胞，将电子从原子中分裂出来并破坏 DNA。而微波这类强度弱的辐射，只能通过震动和灼伤组织造成伤害——这就是微波炉热水和解冻肉的原理。但是手机和无线互联网的辐射过弱，即使对此也无能为力。

如果辐射要致癌，必须采用更微妙的方式。电磁场，包括微波，可以影响带电粒子的运动。生物体带电离子流中，钙、钾、钠、氯离子不断进出细胞。因此，让这些离子流以某种特定节奏扩散也许会引发一些恶性行为，放大或阻塞一种至关重要的细胞通路。振荡可能会抑制免疫系统，或者影响表观基因——激活甲基化或其他化学反应，可以在不直接变异 DNA 的情况下影响基因产物。

但以上都只是猜测。关于电磁波如何影响有丝分裂、DNA 表达和其他细胞功能，或者改变血脑屏障，增加已知致癌物，实验研究将永无止境。然而，研究结果相互矛盾，且具有不确定性。一项研究表明，人体离手机天线近时，大脑部分区域的葡萄糖代谢水平（正常细胞将糖转化为能量的过程）增高。但该研究有何临床意义尚未可知，而这项研究很快被发现与另一项发现葡萄糖活性受抑制的研究相矛盾。一些研究表明，长期微波照射可能会增加实验室动物患肿瘤的风险。但是，这种研究只是离群值，无果而终的实验次数远远超过有所发现的实验次数。

世界卫生组织汇总了约 25000 篇论文，发现没有充足证据表明微波致癌。这在流行病学中有所反映：过去 20 年中，虽然手机使用率稳步上升，但在校正年龄后，恶性脑瘤的发病率仍然极低（每 10 万人中有 6.1 例，即 0.006%），且在最近 10 年有轻微但平稳的下降。但这并没有阻止流行病学家调查手机是否会产生微小影响，其中最受瞩目的研究是"对讲机研究"。该研究收集了来自 13 个国家 5000 名脑瘤患者的数据，并将其与对照组进行比较，但仍然没有发现手机通话时间与神经胶质瘤、脑膜瘤、听神经瘤发病率有关，而这些肿瘤都是发生在头部可能受到手机辐射最多的区域。实际上，这个研究有一个轻微负相关的结果：普通用户患脑部肿瘤的风险似乎比不使用手机的人更低。由于拒绝接受手机具有保护作用的可能性，最终报告的撰写者将结果解释为一个由不可靠数据、抽样误差、随机误差等方法论上的缺陷导致的侥幸结果。违反直觉的结果还暗示，即使手机辐射有一些非常微小的影响，也被统计噪声淹没了。

对讲机研究是一项凭借记忆的回顾性研究，就像曾让科学家一度相信"吃果蔬可以大大降低癌症发病率"的研究一样。然而，存在另一个原因使其结果未能一锤定音，为人接受，即该研究未发现任何迹象表明剂量与反应之间的关系，即未能证明"患癌症的风险会随着通话时长而稳步上升"。但对于报告中手机使用量最高的 10% 的研究对象，他们患神经胶质瘤的风险从 0 陡增到 40%。一个人被诊断出患有这种最常见的脑部肿瘤的概率为 0.0057%，风险增加了 40% 之后，概率则达到 0.008%。其他肿瘤的患病率同样有类似的很小的上升。作者也将此解释为方法论缺陷的结果。一些受试者的调查报告显示的手机通话时间极其反常——一天通话高达 12 个小时，这可能歪曲了研究的结果。

也许是脑癌患者迫切需要一个解释，而高估了手机使用习惯的严重性；也许是他们的记忆或推理能力被肿瘤损伤、削弱。无论如何，美国国家癌症研究所最近一项针对神经胶质瘤的调查研究发现，随着手机成为生活中必不可少的一部分，神经胶质瘤患病率并未增加。国际癌症研究机构 IARC 裁定：将微波列为致癌物仍有相当多的不确定性——还未被证实，但仍需密切关注，这令许多流行病学家感到十分惊讶。

更多的答案或许可以从一项前瞻性研究中找到，该研究的规模与欧洲癌症与营养组织中的营养与癌症项目一样宏大。手机使用与健康队列研究（COSMOS）正在监测 25 万名手机用户志愿者，计划监测时长为 20 ~ 30 年，以确保足够的时长来发现手机辐射的延迟效应。但即使几十年后该研究完成了，也并不是每个人都认为这一问题得到了解决，仍然不能确定电线辐射会不会小幅增加儿童患白血病的风险——这个假说在 30 多年前就受到了普遍的质疑。电线的电磁波非常长，其辐射甚至比微波还弱好几倍。然而，人们一直担心的微波波长是以厘米衡量的，无线电广播波长则以米衡量（频率最低的 AM 站[1]为几百米），60 赫兹电

---

① 无线电广播可分为调幅广播（AM）和调频广播（FM）。——编者注

线的电磁波长超过 5000 千米。电波平缓地穿过街区时，可以在穿过的任何地方产生微弱的电流，包括人体细胞。然而，人们并未发现这可能通过怎样的方式引起癌症。多年以来，大多数流行病学研究都没有发现电波引发危险的证据，但总有一些异常现象表明情况并非如此。

*****

有时，我们感觉像在追逐自己的尾巴，痴迷于寻找可能并不存在的原因。罗伯特·温伯格曾估计，我们体内每秒有 400 万个细胞在分裂，复制 DNA。每一次分裂都有缺陷，这就是生活在一个由熵控制的宇宙的本质——无序代替有序的自然趋势。温伯格认为，如果我们活得足够久，最终都将患上癌症。但这并不意味着我们无法在其他原因杀死我们之前降低患癌症的概率，即使仅能小幅度地降低。

但遗传错误对于进化而言，却是不可避免而且必要的。进化是随机变异和自然选择的"磨坊"，突变则是"磨坊"里必需的"谷物"。在此过程中，细胞已经进化出可以识别和修复受损 DNA 的能力，但如果这种机制万无一失，进化就会停止。二者的平衡可能是癌症患病率的阈值。

普林斯顿大学生物物理学家罗伯特·奥斯汀（Robert Austin）

甚至认为癌症是一种"故意"之举，是生物体应对压力的自然反应。细菌缺乏营养，就会疯狂地复制和变异，好像试图进化出新的生存技能。如果抗生素是压力源，那么，产生解毒剂或加快细菌逃逸的速度或许能成功适应压力。奥斯汀提出，也许有机体的细胞会做同样的事情。当被逼到死角时，它们试图通过变异来摆脱困境，即使这可能危及身体的其他部位。最好的回应或许不是通过化疗和放疗从而增加压力的反击，而是以某种方式保持肿瘤中旺盛的细胞处于静止状态，从而可以与之共存。

　　奥斯汀是美国国家癌症研究所资助的几十位科学家之一。他从非常规的渠道出发，引进新观点，以打破抗癌战争的僵局。我在波士顿遇到的生物进化学家弗朗西斯卡·米绍尔也参与了这项工作。在其他实验室里，物理学家和工程师们正在通过研究癌细胞生长、分裂以及血液迁移所涉及的机械力学提出自己的观点。他们用"弹性""平移和角速度""剪切应力"来代替生物化学的语言，就像描述离开码头顺流而下的船只一样。数学家从不同的抽象层次观察细胞，将细胞视为通信设备，并运用信息论中可能适用于无线电信号或电话传输线分析的相同理念，来研究问题。也许细胞可以被想象成像音叉那样的振荡器。

　　恶性细胞可通过自身具备的特性，即发出不和谐的泛音被识别。如果是这样的话，可能存在某种方式来为它们重新调音。莱斯大学的一位化学家正试图利用无线电波杀死癌细胞。首先，细胞会被注射金纳米颗粒或碳纳米颗粒；然后，利用无线电波振动细胞，从而产生足够的热量从内部破坏细胞。

这个项目是与肿瘤学家合作完成的，其中还包括大量的小型实验。但也有人试着后退一步，提出全新的癌症理论。细胞生物学是一门注重细节的科学，虽然它有一个大的框架——现代进化论，但你要精通它，就得挖掘、掌握深层次的知识——那些关于成千上万的生化传动装置和无数错综复杂的连接或堵塞方法的知识。有一些模型用来解释神经元如何激活或者 DNA 如何翻译蛋白质，你观察得越仔细，就越会觉得这些机制精妙。它们是一长串进化史的产物，一段本可能以不同方式演绎的历史。

理论物理学褒奖化繁为简的人，他们抛开细节和例外，用几个重要理论来解释一切。他们是总括论者，而非分裂论者。我最后一次看见理论物理学家兼宇宙学家保罗·戴维斯（Paul Davies）时，他正在研究地外生物学。最近，他和一位天体生物学家查尔斯·林尼韦弗（Charles Lineweaver）正在证实一个想法：人类基因组内部自带着一个"古老的基因工具箱"——原始细胞用来形成其生物群体的长期隐藏路线——从早期的前体细胞到多细胞生物。戴维斯大胆猜测："如果你乘坐时光机回到 10 亿年前，你会看到很多块像现代肿瘤细胞的细胞团块。"癌细胞结合起来形成恶性肿瘤时，正在重演这个遗留的程序。"跟着古老的鼓声前进，重现 10 亿年前的生活方式。"对于早期的特征在基因组中长期休眠——母鸡的牙齿、三趾马蹄、人类退化的尾巴，而在后代中又重新出现，生物学家称之为返祖现象。戴维斯推测，癌症也是一种返祖现象。思路向另一个方向延伸，他表示，健康细胞的癌变可能与量子物理学有关。

戴维斯对癌症的头脑风暴式思考让人吃惊。更令人意外的是计算机科学家和机器人专家丹尼尔·希利斯（Daniel Hillis），他领导着南加州大学的一个团队，正在收集计算机详细模拟癌症即虚拟肿瘤的数据，以预测哪些抗癌药物效果最好。我第一次听说希利斯时，他还在麻省理工学院就读，这期间他帮忙发明了一台可以玩井字游戏的万能工匠电脑；后来他创办了一家名为"思维机器"的公司。希利斯最为人所知的，可能是设计了一座巨型时钟，该钟正于得克萨斯州西部的一座山里进行组装，预期将在此处运行一万年，即便人类灭绝，仍会钟鸣不已。在美国国家癌症研究所组织的一次座谈会上，他告诉在场的肿瘤学家，他们对抗癌症的方法都是错误的，我们应该把癌症看成一个过程，而不是一个物体。身体没有癌症，它只是"正在癌变"。治疗不应该侧重于攻击特定器官中特定类型的肿瘤，而应将患者视作一个复杂的系统。在免疫系统、内分泌系统、神经系统和循环系统等相互影响的系统网络中，某些环节失去了平衡。对于每一个患者来说，可能需要不同的方式进行纠正。这个想法可能会让一些听众觉得抽象模糊。但是，希利斯一直在通过建造另一个大规模机器来印证这个想法。他并没有将重点放在基因组上，而是专注于蛋白质组——一个细胞在任何时刻表达的所有蛋白质。解读基因组就能知道如何制造细胞中每一个工作部件，而解密蛋白质组则可以显示出实际上有哪些部分正在合成蛋白质以及合成的数量——这是人体系统状态的快照。

多年来，科学家一直致力于绘制蛋白质组图谱，这是一项艰巨的任务，涉及液相色谱和质谱等实验室技术。

希利斯与肿瘤学家戴维·阿古斯（David Agus）合作，创办了一家公司，试图利用机器人装配线来实现多个步骤的自动化操作。只要一滴血，机器就能提取并分类蛋白质，将它们排成一幅星空一样的图像。每一种蛋白质都是一个发光点，其亮度则显示了蛋白质的含量。

假设两位患同种癌症的病人，其中一位对某种药物敏感，而另一位则没有反应。使用一台希利斯那样的设备，就能得到他们的蛋白质组快照，将两个人的照片叠加、对照，就可以找出两者的不同点。即使我们不知道这个模式意味着什么，也可以把它作为一种标记，来确定哪些病人最可能从该药物中获益。这使我想起了死于胃癌的天文学家亨丽埃塔·勒维特（Henrietta Leavitt）。她在离世前发现了造父变星——宇宙学家用来测量宇宙的脉动变星。她的发现始于相隔几周拍摄的同一片天空的两幅图像的玻璃底片。其中一幅是负片，星星在夜色中发光。她将这块底片放在另一块上，并将这个"玻璃三明治"对着光。变得更亮的恒星呈现出更大的白点，而恒星中间的黑点会变小。在几周后的底片上，白点会缩减到原来的大小。当时还没有人知道导致恒星闪烁的物理学知识，但勒维特能够将恒星闪烁的规律与恒星到地球的距离联系起来。有时，我们的眼睛可以看见一些大脑不理解的联系。

随着人口老龄化，癌症逐渐追上我们。但置身于这种压力下，我们就像奥斯汀所说的那些疯狂复制的细菌——衍生出"模因"的组合，而不是基因的组合，这是一种新颖的想法。也许我们真的正在变得比癌症更聪明。关于癌症基因组图谱的研究不断发表新的发现，聚焦于癌症的基因细节，并把它们分类成不同亚型，不同的亚型屈服于不同疗法。随着信息的倍增，个体化的疗法将更加定制化。靶向药物将变得更加精确。

当肿瘤找到（针对某种药物的）规避方法，其他药物将补上来，应对其新的突变。可采取不同的策略，让一类新型药物通过启动细胞凋亡来治疗肿瘤。免疫系统的协助者将学会清晰区分什么是肿瘤，什么是健康细胞。这种先进的混合物治疗法将遏制癌症（甚至是晚期转移性癌症）的恶化，或将其转化为一种无限期的慢性病。也许 10 年后，我们读的文章将会是"这些方法如何落后于细胞竞赛"，那时我们将被迫以完全不同的方式看待癌症。

在奥斯汀带我参观他在普林斯顿的实验室大约一年后，他受邀在亚利桑那州立大学（Arizona State University）的维斯讲坛做了一个题为"关于癌症的十个疯狂猜想"的讲座。他提出的最后五个"疯狂猜想"中有一个关于线粒体的猜测，令我印象尤其深刻。我还记得当我听到"我们细胞内这些微小的细胞器在多年前曾是细菌，不知何故被困于生物体中"时，我感到万分惊讶。线粒体有自己的 DNA，可以在胞质内独立复制。它们能够消耗葡萄糖，为柠檬酸循环（给细胞供能的化学发电机）提供能量，这些共生体为它们的宿主提供了进化优势。长期以来，人们一直怀疑线粒体与恶性肿瘤有关，并在许多不同的肿瘤中都发现了线粒体 DNA 的突变。但这也可能只是细胞癌变的附带损害。然而，我们有理由认为，线粒体是以更直接的方式参与其中。首先，它们帮助启动细胞凋亡，即细胞自杀程序。在这个演讲中，奥斯汀推测，肿瘤可能始发于线粒体共生体的反抗。产生能量的过程让它们受到损伤并释放出自由基，这些自由基能吞噬细胞的其他部分，包括基因组。解决细胞病情加重的唯一办法就是自我摧毁。但是线粒体拒绝合作，它们并不想消失。于是，它们发生更多的变异，细胞随之变成恶性。

奥斯汀描绘的画面使我想起玛德琳·恩格尔（Madeleine L'Engle）的寓言小说《微核之战》（*A Wind in the Door*）。在这本书中，正义与邪恶的力量争夺着宇宙。它是《时间的褶皱》（*A Wrinkle in Time*）的续集，后者是我小时候在初中图书馆发现的。

正是在恩格尔的小说中，我第一次接触到超正方体——一个四维立方体的概念。这震撼了一个八年级男孩的心灵。而《微核之战》则更加奇怪，这一次，早熟的年轻主人公查尔斯·华莱士（Charles Wallace）患上了退化性疾病。他的线粒体严重损伤，他身为微生物学家的母亲发现了病因。在他的线粒体内存在着共生体（虚构的法兰多），它们在反抗。它们受宿敌——超自然的宇宙熵——的怂恿，涌进宇宙，用它们所谓的"形"消灭物体之名，吞噬信息，破坏秩序。查尔斯·华莱士和他的妹妹进入线粒体内，经历一番险恶，共同击退了恶魔，拯救了自己。但在现实世界中，宿敌永远与我们同在——它们撕掉标签，将细胞去分化，放纵它们形成恶性肿瘤。

*****

"生命接力赛"以及南希最后一次放疗的一年之后，在一个早春时节，我们前往巴塔哥尼亚庆祝。山上的湖畔有一家旅馆，多年来，它一直是我们最想去的地方。当然，我们不会走马观花地度过在这里的时光。每天晚上，旅馆会为客人提供精致的晚餐和上好的智利葡萄酒。幸运的是，我们住进了旅馆里最好的房间，可以看见湖泊和瀑布。但最吸引人的并非在此，而在于每天早上，我们和一支队伍徒步前往冰川、山脉、湖泊、河流。南希看上去很纤弱，但每次远足她都坚持到最后。

一天晚餐后，我们走出小屋。那晚的星空是我们所见过的最灿烂的，既璀璨又奇怪。那晚的星座我们并不熟悉，还有一双矮星系像两只大眼睛，盯着我们。我花了一分钟才意识到它们是麦哲伦星云。航海家麦哲伦曾用它们在看不见北极星的南半球导航。正是因为这些闪闪发光的星云，勒维特才发现了造父变星。统计学家告诉我们，如果勒维特生活在 20 世纪，她患胃癌的概率会低得多，但她仍然可能死于胃癌。胃癌不同于其他癌症，由于早期症状较少，病情通常到了转移阶段才会被发现。化疗或放疗也只能暂时控制病情。尽管我们在透彻理解细胞科学前仍需进行极多次探索，但偶尔也会有意外之喜。虽然南希病的治愈率不高，但不久后，她开始乐观面对病情。她在圣达菲买了一辆自行车，在圣达菲世纪骑行道骑行了 80 千米。

南希每隔几个月就会去癌症中心做一次血液检查。医生们一直在关注她的 CA-125 值，这是一种判断是否存在子宫内膜癌等其他癌症的蛋白质生物标志物。CA-125 数值过高不一定意味着癌症复发，同理，在 CA-125 值不升高的情况下也可能患上癌症。这项指标不精准，但无论如何，南希的 CA-125 水平保持正常。她也坚持每年做两次 PET 扫描，每次结果都很好。

患癌后的第五年，南希买了一匹马，这是她儿时就想做的事情。第六年，她喜欢骑上另一匹新买的马——艾希，踏访远郊的

6 公顷土地。那里有谷仓和马厩，附近就是一片近 1600 公顷的开阔地带。她死里逃生之后，决心珍惜未来的每一天。这块土地并不算太贵，南希的母亲死于乳腺癌后，她继承了一笔遗产，于是我们又做了一笔抵押贷款，买下了这片土地。只要可以，她便在那里骑马。我们称之为牧场。

我早已不是一位骑手，但我痴迷于除草。杂草有很多令人讨厌的品种。在家里的花园中，我曾偶然见过一次地肤。而在这里，遍地都是地肤。

更糟糕的是这种杂草的表亲，来自俄罗斯大草原的另一个入侵者——刺沙蓬，或者叫风滚草。这种草或许是 19 世纪初从乌克兰来到南达科他州，并在此地倔强地生长，最终被视为旧西部的象征。我想象着一粒粘在移民袜子上的种子，和他们一起来到这里，然后开始到处传播。一些农民则赋予了它另一个名字——"俄罗斯蓟"。在禁止于内华达州测试场试验地面核爆炸后，刺沙蓬是第一种卷土重来的植物。

除了电离辐射，我尝试了所有方法来清除它。早春时节，这种植物长得像蓝绿色的小星星。我立即学会了辨认它们，并用锄头根除它们。当除草任务太过艰巨时，我会一把火焚烧它们。然而，它们依然会出现并变大，长出像丑陋的蜥蜴身上的紫色条纹的茎，茎又盘结成团，上面长满了数千颗带刺的种子。一棵刺沙蓬可能有 25 万颗种子。我买了一本关于杂草科学的书，选择了最好的除草剂"3，5，6- 三氯 –2– 吡啶氧乙酸"，又叫绿草定。据说它在土壤中能迅速分解，对环境影响很小。而且它具有选择性，可以杀死各种杂草，但不伤害我们想保留的原生草。将其喷洒在植物上，它会穿过植物韧皮部，集中在分生组织快速增殖的细胞中。在那里，它会模拟植物生长素。将除草剂喷洒到植物上会导致新茎生长发育迟缓和多节，植物很快就会死亡。在这过程中，植物看起来像在痛苦地打滚。这与化疗相反，可以诱发类似癌症的东西。我在喷洒时很小心，以防说明书印制有误：说明书上称，绿草定既不是人工诱变剂，也不是已知的致癌物，能迅速分解，不伤害野生动物，不污染地下水。

但即便做了上述工作，刺沙蓬仍如雨后春笋般不断涌现。当南希不工作或者不照顾马匹，以及我不写作时，我们会走遍每一寸土地，将杂草连根拔起。每个周末，我们都会拎着几个装满刺沙蓬的大塑料垃圾袋，扔到垃圾场。我们希望在任何一株杂草结出种子之前，拔掉它们，打破春风吹又生的循环。春天，刺沙蓬的枯枝败叶又会从远处翻滚而来，但是，我们希望能达到一个平衡，一种我们能够控制的平衡。当冬天来临，万物停止生长时，我们才会松一口气。

到了春天，我们焦急地勘查土地。大地刚开始看起来很干净；然后，邪恶的小星星重新出现，我们和刺沙蓬的战斗又开始了。我开始注意到，籽苗藏在欧洲刺柏之下，蜷在篱笆和石头旁边，隐蔽得几乎看不见。当我发现时，它们已经有两三厘米高，有一些已经在结种子了——在我能够阻止它们之前偷偷地繁殖。它们似乎已经开始适应我——就在我眼前发生了进化。

在物理学中，有一个关于麦克斯韦妖的古老思维实验。它是一种虚构的小生物，试图通过捕捉游离的分子并迅速将其送回合适的位置，来挽救宇宙必然走向混乱的进程。将每一颗掉落的谷粒放回坍塌的沙堡，拔除牧场里的每一株杂草，修复细胞 DNA 的每一个突变。通过这些措施，熵可以被预先阻止——生命本身便是由对抗着熵潮逆流而上的秩序之舟组成的。凭借工具和智慧，我们可以取得小小的胜利，暂缓死亡。但是，浩浩熵熵，终将获胜。尽管麦克斯韦妖很努力，但它最终将被打败。最后，总是宿敌获胜。

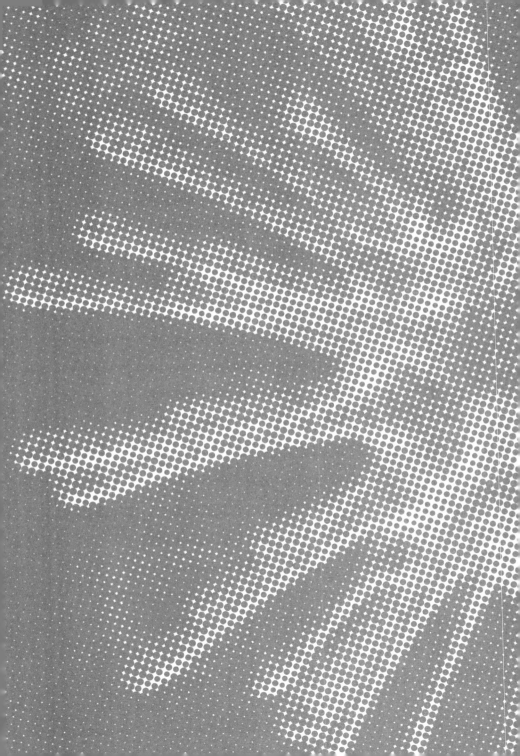

弟弟的癌症

生者的人生观是因时而变的。观点会因事而变；"描述"巩固了过去，创造了过去不存在的引力体。而所有未曾提到的暗物质仍然作为背景存在，并嗡嗡作响。

——约翰·厄普代克（John Updike，死于癌症），

《自我意识》（*Self-Consciousness*）

第二年春天，别人告诉我，牧场上的刺沙蓬生长得一如既往的糟糕。我没能到那儿去看看。那一年，我和南希结束了长达 17 年的婚姻。在很长一段时间里，我们的生活一直存在着分歧。癌症曾将我们拉近，但现在癌症消失了。濒临死亡时，人会思考接下来如何度过余生。当然，南希有她自己的理由决定不与我一起度过余生。

大约就是在那段时间的某一天，我收到了我幺弟乔的一封电子邮件。一天，他开车从达拉斯的家前往阿尔伯克基，送女儿回大学。经过新墨西哥州东部时，他正悠然地咀嚼着零食，突然听到一声很大的破裂声，下巴传来一阵灼热的疼痛。他继续驶往阿尔伯克基，彻夜未眠，然后飞回家看医生。

虽然乔对此没有提及太多，但他的口腔感觉不适已经有很多年了。一开始，他左下颚牙龈上出现了一块白色斑点。结果活体组织检查发现了异常的癌前细胞。这没有什么可担心的，只需要尽量密切观察这个可疑的斑点。直到3年后疼痛突然而至，这个问题才再次出现。问题仍然在左下颚。接下来的几个月，牙医、内科医生和口腔外科医生得出的结论都是：最好的办法就是继续观察。乔这样做了，直到疼痛变得更严重。结果发现，在拔掉智齿的地方长了一个脓肿，该区域还出现了骨吸收以及几颗垂死的牙齿。所有这一切都发生在左边的口腔。骨移植支撑着被侵蚀掉的骨骼，在拔掉两颗牙齿后，乔开始种牙。与此同时，他的下颌疼痛不止，并很快出现耳鸣和喉咙发炎症状。因此，耳鼻喉科医生给他开了抗生素漱口水。他又接受了一次骨移植。不久后，就在高速公路上发生了刚刚的一幕。

在到达达拉斯的第二天，乔做了CT扫描，并被告知他的下颌脱臼了——他做的所有牙科手术迫使他不自觉地改变了咀嚼方式，最终导致下颌骨从关节窝中脱出。这似乎是一个合理的解释。医生给他开了肌肉松弛剂，并要求他进食软食。3年前发现的白斑还在那儿，而且长得更大了。因为耳朵的刺痛感，乔又做了一次CT扫描和一次核磁共振。后来我了解到，核磁共振更有可能发现软组织异常。结果真发现了异常。乔口腔皮下有一个长约2.5厘米的肿瘤正在侵蚀他的下腭骨。活检确诊为鳞状细胞癌，与波希瓦·帕特在烟囱清洁工身上发现的癌症和山极胜三郎将煤焦油涂在兔耳上引发的癌症相同。PET 扫描显示，肿瘤还未扩散。抱着这个事实，乔给我和其他兄弟姐妹群发了一封电子邮件，主题是"好消息！"——他就是这样一个乐观的人。

这类癌症的相关资料比南希所患癌症的资料多得多。鳞状细胞构成表皮的外层，即暴露于外界的皮肤的包膜。表皮下层是基底细胞，随着表皮细胞死亡并脱落，基底细胞分裂并产生替代品。它们向上推进并形成新的表皮。基底细胞癌通常是无害的，几年前我的鼻子旁边就摘除了一个肿瘤。而鳞癌更具侵袭性，但其存活率仍较高，特别是在早期发现的话。乔所患的癌症学术名称为头颈部鳞状细胞癌，美国国家癌症研究所表示，当年大约有 52000 人被确诊患有此类癌症。而乔患病的原因却是一个谜。除了身为男性且 50 岁以上外，没有其他危险因素。他很少饮酒，从不吸烟，也不嚼槟榔——槟榔是东南亚癌症高发的一个成因。经过检查也没有发现另一个可能的因素——人乳头状瘤病毒（HPV）。

手术持续了 8 个小时，大体上是成功的。肿瘤现在已有 6 厘米长——比几周前做核磁共振时大了两倍多，而且缠绕在神经周围——就是它，导致了折磨人的疼痛。肿瘤和他下颌骨坏死的部分被一起切除了，医生同时从他的臀部取了一块骨头来填补这一缺口。然而，这块骨头最终无法使用，手术没有达到预期的效果。移植部位的动脉萎缩，因此没有足够的血液来供养移植骨。不久之后，乔得再做一个手术。但现在最重要的是，癌细胞明显消失了。在被切除掉的 31 个淋巴结中，只有 1 个发现癌细胞。也许它完成了它的使命，阻止恶性细胞进一步扩散——通常它们的下一站是肺部。

医师给乔做了气管切开术来辅助呼吸，并插了一条鼻饲管临时供给营养。他在医院休养了 9 天，然后出院回家了。

接下来是持续 6 周的化疗（顺铂和爱必妥——一种单克隆抗体）和放疗，并同时服用一种药物来保护涎腺免于烧伤，以及在胃里置入一条鼻饲管。即使在治疗开始之前，乔又发现了一个肿块，他还是极其平静地讲述着这一切。一个新的肿瘤正在生长，这一回在左上腭，而喉结附近也发现了一个。

弟弟告诉我们："我一直认为听到'你得了癌症'是最糟糕的了，但是我错了。更糟的是'我们发现了更多的肿瘤'。我想，我现在才意识到癌症是多么邪恶的一种疾病。医生一直在你的身体内到处寻找它。"

我又一次想到了索尔仁尼琴的《癌症楼》，其中一个病人怀着敬畏与顺从，描述自己所患的恶性肿瘤："黑色细胞瘤十分棘手，一旦你用刀切除它，就会造成继发性肿瘤。你看，它也想用自己的方式生存。"乔的癌症就在进行手术的部位复发，医生认为新的肿瘤可能是在手术期间发生传播的，但也有其他的可能性。我发现1953年的一篇论文描述了一个叫"癌化"的概念——同时在同一位置涌现多个促发点。原发恶性肿瘤细胞因此可能蔓延到身体其他部位。但研究表明，乔体内的肿瘤，每一个可能都是独立发展起来的。这似乎是一个令人难以置信的巧合，但它也是可能发生的。研究人员发现，鳞状细胞肿瘤之间的组织（原本看起来正常的组织）出现了基因异常，包括抑癌基因 p53 的突变。口腔和喉咙暴露于致癌物之下。被诱变剂损坏的细胞会产生具有相同缺陷的后代。其中一个细胞可能会接着遭到第二次攻击，产生一个双重突变细胞家族。

随着细胞不断分裂，最终会出现一片癌前细胞。每个细胞都具有不同的多个突变，只等最后一击。另一种可能是，这一片癌细胞在早期发育时期就出现了。一个突变的母细胞产生后代，并将其分派出来形成口腔和咽喉黏膜。从一开始这些细胞就具有相同的异常，这是癌变的开端。无论这块区域如何存在，它就待在那里蓄势待发，一篇论文称之为"定时炸弹"，以产生多种癌症。然而，如此多的细胞几乎同时发生最后的剧烈突变，尤其是对于一个烟酒不沾且不嚼槟榔的人来说，这似乎很奇怪。

在最初的震惊之后，乔接受了这一打击，认为这是又一次挫折。这意味着扩大放疗范围或改变化疗方案。他深信他的医生，他的妻子和女儿让他向前看。"有一群看不见的人——来自各种文化，正在为我的健康与康复祈祷。"通过互联网，乔实时发布着自己的想法和抗癌情况："毫无疑问，我将摆脱癌症，恢复正常——无论付出何种代价。我很幸福，因为我从灵魂深处知道我将打败它。"两周后，乔的耐心得到了回报。"好消息！第二周结束后，一个肿瘤消失了！只是在肿瘤原来生长的地方遗留了一个空洞。其他肿瘤也应该很快就会治愈。"

乔的治疗越来越痛苦。由于感染，他两次因恶心和脱水返回医院。但他的疗程已经过半，他告诉我们，他看到了隧道尽头的曙光，接着开始了复苏治疗。乔感觉比几个月前好多了，也很高兴这么快就能回家并继续工作了。但没过多久，他得了肺炎住院，医生发现他的食道附近有一个团块。医生向他保证，这可能只是黏液团。当然，后来发现这是一个新的肿瘤。当他准备再接受 6 周的放化疗时，下颌又出现了一个肿瘤。医生说，这个肿瘤同样可以治疗。"好消息！"乔再次写道，"治疗要花更长的时间，但我能打败它！"

1 月的一天，他在吃饭时听到了可怕的爆裂声。截至 10 月中旬，他已经完成了第二轮治疗。在此期间，他用光了病假。他的老板试图延长他的假期，但乔还是很快失业了。你可以因为某人得了癌症而解雇他。乔说，他能理解。他确信一旦自己恢复健康，就能重返岗位。一个多月过去了，他感到了新的疼痛。这一次是在锁骨附近。"（感觉就像时刻）系着安全带。"他说。感恩节那天，他在医院里写道："今年，我有太多需要感谢……昨天的手术帮助我呼吸顺畅（切除放疗遗留的坏死细胞），我还做了锁骨活检。这两方面都有好消息：我恢复了正常呼吸！靠近锁骨的肿瘤可以进行放射治疗！我现在盼着回家。"对他而言，没有什么是完全的坏消息。

但随后身体出现了更多的肿瘤，肿瘤太多无法进行放疗，况且一个人身体的承受能力有限。"我们尽可能通过化疗直接缩小肿瘤，"乔称，"但这并不会杀死它们。我不知道能活6个月还是6年？"这时是11月30日。其实，他甚至连6个星期都没有了。

他在家里和家人共度圣诞节。现在，化疗对身体造成的伤害和癌症一样大。因此，医生停了他所有的药物，除了止痛药。医生说，只要乔恢复体力，治疗随时可以重启。我们试图相信这真的可能发生。可乔整日昏昏欲睡，抽搐不已。但圣诞节刚过，他就清醒了过来，感觉比前几天好多了。他对妻子笑了笑，握住她的手臂，看着她的眼睛说："几点了？"然后他又睡着了。弟媳后来说，这就像在电影中。他又一次醒来，女儿们走进了房间。他们一齐大笑。乔告诉他们，他爱他们。一时间乔跟以前一样了。但家人还没反应过来，他就安详地走了。

在他的追悼会上，牧师谈到了死亡的奥秘、癌症不能带走的爱。牧师告诉我们，乔在手术前一天早上给他发了封电子邮件，说他觉得自己像系列科幻电影《太空堡垒卡拉迪加》中的指挥官阿达玛（Adama），要去消灭侵略者。

细胞叛变记

*****

在我收藏的旧科学仪器中，有一台设备叫"闪烁镜"，这个名字来自希腊语"火花"。它看起来像老式显微镜的黄铜目镜，侧面刻着"W Crookes，1903"。那一年，发明家威廉·克鲁克斯（William Crookes）在英国皇家学会晚宴上将它公之于世。我想这恐怕不是克鲁克斯亲手制造的——现行市场流通着很多刻有这个字样的闪烁镜，也许它只是作为纪念活动的一部分发行的。在黄铜管内，一块镭安装在硫化锌屏幕旁。硫化锌是一种磷光化学物质，混合后形成的发光涂料曾毒害了"镭女孩"。镭衰变会放射出 α 粒子，形成微小的闪光。每道光都是由一个镭的原子核衰变产生的，你可以通过仪器另一端的透镜来观看，画面效果令人着迷。克鲁克斯将它比作"一片波涛汹涌、光彩夺目的大海"。偶有失眠时，我就会从床头柜上拿起设备，看着光线任意流走——这些小型的核爆炸。我想到了致癌突变的随机性，以及"我正把一个具有放射性的东西放在眼睛边上"这一事实。α 粒子被安全地包在仪器内部。但如果我刮下一点点镭并吞下它，我可能就没命了。生命，怎么能如此坚强又如此脆弱呢？

原子裂变的闪光是最纯粹的随机现象。根据量子力学这一自然界基本定律，我们无法预测一个原子核何时衰变。

无论你盯着闪烁镜看多久、多认真，你也永远不会发现其中的规律。你也不可能找到原因，为什么某个特定镭原子在这个时刻（而不是下一个时刻）发射出一颗 α 粒子。两个相同的原子核比邻而居，突然之间，一个无缘无故地衰变了，留下另一个待在那里等上千年。我们只能够预测大量镭（一个群体）会怎样表现。大约有一半的原子核会在 1600 年的跨度里衰变。但我们永远无法知道是哪些。

癌症也是一样的。如果人足够多，我们就可以预测他们罹患癌症的概率，但是，我们无法知道患上癌症的是谁。不过，这并不像在原子内部那样具有不可约减的随机性。有了足够的人口、地理、行为和饮食信息，我们可以缩小患某类癌症的风险。未来，基因组、蛋白质组扫描和未知的技术可能会进一步缩小风险。但是，我们也只能做这么多。一个人是否患上癌症，都是随机的。

我把闪烁镜放回桌子上，没有办法将它关掉。即使无人欣赏，闪光仍日日夜夜、年复一年地继续着。镭还将继续衰变几百年，但闪烁屏和玻璃镜头会先磨损，也许黄铜会像古钱币一样保存下来，供考古学家仔细研究。我想象如果没人照看我的院子，到时它将变成什么样子。首先，杂草将接管这里，排挤掉那些缺乏攻击性的植物。叶子落满庭院，慢慢分解成土壤，滋养更多杂草。无法杀灭的榆树种子蔓延至整个西部（更多的是来自欧亚大陆的欧洲刺柏），它们的种子将嵌入混凝土的裂缝，随着它们的生长，裂缝会逐渐扩大，地下的根将爬到我房子的地基下面。最终，房倒屋塌。我想到博物馆里的画作——伟大的罗马遗址上覆盖着植被、荒草离离，慢慢地被大地侵蚀、消化。

在我体内，100000 亿个细胞（这些小麦克斯韦妖）正在与不可避免的"熵增"战斗着。想到肉眼看不到的每一个细胞中正在发生着这么多事，真令人毛骨悚然！细胞并不知道自己有 DNA、RNA、端粒、线粒体，也不知道 A 与 T 配对、C 与 G 配对，更不知道 CTG 代表亮氨酸，或 GCT 代表丙氨酸——这些分子珠串成蛋白质。没有标签，没有遗传字母表，也没有指令。然而，这一切就这样自然而然地运作着。当它运作不正常时，我们就对这台机器大加干涉。

译者记

本书 2016 年中文版，李虎、黄雪芳、吴娟、刘庆峰、吴善雯、蔡艺玲、林凌云等参加译校工作。

2022 年中文版，李虎、郭丽蓉、钟星杰、王业明、孙迪、周妍、魏绍华等参加译校工作。